GOLDMANN
Lesen erleben

Buch

Schulstress, Notendruck, Hausaufgabenmarathon, Nachhilfestunden... Kinder stehen unter immer größerem Leistungsdruck, auf den sie häufig mit Versagensängsten, Lernschwierigkeiten, Verweigerung oder Aggression reagieren. Die Kinesiologie (übersetzt »Lehre der Bewegung«) baut den Druck mit einfachen Mitteln ab. Mit dieser sanften, ganzheitlichen Methode werden Energieblockaden im Körper aufgespürt und gelöst.
Dieses Buch führt in die pädagogische Kinesiologie ein, verdeutlicht das Zusammenspiel von Stress und Lernfähigkeit und zeigt, wie wichtig Bewegung ist. Leichte körperliche Übungen wecken das Potenzial des Kindes, lösen Verspannungen, bauen Stress ab und Energie auf. Tipps zur richtigen Ernährung, spielerischen Talententfaltung und Entspannung runden das Konzept ab. Der bewährte Begleiter für Eltern, Lehrer und Schüler auf dem Weg zu mehr Motivation, Konzentration und Spaß am Lernen.

Autorinnen

Helga Baureis ist Kinesiologin, Lernberaterin und Sachbuchautorin. Sie arbeitet mit Kindern, die Lernprobleme haben, stottern, hyperaktiv oder verhaltensauffällig sind. Außerdem hält sie regelmäßig Workshops zu Themen wie Stressreduzierung, Kommunikation und Selfcoaching. Helga Baureis lebt in Mannheim.

Claudia Wagenmann, Pädagogin und Kinesiologin, arbeitet seit 20 Jahren in einer eigenen kinesiologischen Praxis in Heidelberg und ist darüber hinaus in der Lernberatung tätig.

Helga Baureis · Claudia Wagenmann

Kinder lernen leichter mit Kinesiologie

Wirksame Lern- und Konzentrationshilfen

Mit Illustrationen der Leichter-lernen-Übungen von Steffen Butz

GOLDMANN

Alle Ratschläge in diesem Buch wurden von den Autorinnen und vom Verlag sorgfältig erwogen und geprüft. Eine Garantie kann dennoch nicht übernommen werden. Eine Haftung der Autorinnen beziehungsweise des Verlags und seiner Beauftragten für Personen-, Sach- und Vermögensschäden ist daher ausgeschlossen.

FSC
www.fsc.org
MIX
Papier aus verantwortungsvollen Quellen
FSC® C014496

Verlagsgruppe Random House FSC® N001967
Das für dieses Buch verwendete FSC®-zertifizierte Papier
Classic 95 liefert Stora Enso, Finnland.

3. Auflage
Vollständige Taschenbuchausgabe Oktober 2010
Wilhelm Goldmann Verlag, München,
in der Verlagsgruppe Random House GmbH
Die Originalausgabe des Werkes erschien 2005
im Oesch Verlag AG, Zürich, 4. verbesserte Auflage 2009

Umschlaggestaltung: Uno Werbeagentur, München
Umschlagfoto: Getty Images / Laurence Mouton
Satz: Boer Verlagsservice, Grafrath
Druck und Bindung: GGP Media GmbH, Pößneck
KW · Herstellung: IH
Printed in Germany
ISBN 978-3-442-17097-5

www.goldmann-verlag.de

Inhalt

Einleitung

Kommt Ihnen das bekannt vor?

»Mein Kind kann beim Lernen nicht stillsitzen.« »Zu Hause weiß mein Sohn noch alles, aber wenn er einen Test schreiben soll, hat er den totalen Blackout.« »Meine Tochter verdreht beim Schreiben und Lesen die Buchstaben.« »Mein Kind hört einfach nicht zu, wenn ich ihm etwas erklären will.« »Eltern von Mitschülern haben sich über die Aggressivität unseres Sohnes beklagt.« »Mein Kind kann zwar rechnen, aber wenn es um Textaufgaben geht, versagt es.« Könnte einer oder sogar mehrere dieser Sätze von Ihnen sein? Konzentrationsschwierigkeiten, Lese- und Rechtschreibschwäche, Aggressionen, Hyperaktivität, Versagensängste … immer mehr Kinder sind von diesen Problemen betroffen, reagieren mit Schulunlust und schlechten Noten auf die an sie gestellten Anforderungen.

Wenn Kinder plötzlich Lernprobleme haben, in der Schule keine Freunde finden, Schwierigkeiten mit den Lehrern bekommen oder nachts einnässen, leidet meist die ganze Familie darunter. Viele Eltern sind ratlos oder gestresst und werden an eigene unverarbeitete Schulerlebnisse erinnert. Wenn Eltern es trotz aller Bemühung nicht schaffen, ihrem Kind auf die Sprünge zu helfen, zweifeln sie nicht nur an ihm, sondern oft auch an ihrer

Fähigkeit, ihrem Kind das richtige Werkzeug mit auf den Weg zu geben. Vor allem Mütter setzen sich unter Druck, weil sie beispielsweise ihre Qualität als hauptsächlich Erziehende darüber definieren, wie gut ihr Kind in der Schule ist.

Dieses Buch will Sie als Eltern entlasten und Ihnen Mut zusprechen! Es zeigt nicht nur Hintergründe für Schul- oder Anpassungsprobleme auf, sondern bietet auch Selbsthilfemöglichkeiten an, um emotionalen Stress (bei Ihnen und bei Ihrem Kind) zu beseitigen und Selbstakzeptanz und -sicherheit, Aufmerksamkeit, Motivation, Körperkoordination, Geschicklichkeit, Reaktionsvermögen und vieles mehr zu verbessern. Die Methoden, allen voran die Kinesiologie, bieten Ihnen einfaches Handwerkszeug, das Ihnen und Ihrem Kind hilft, vorhandene Fähigkeiten zu entdecken und zu nutzen. Wenn Ihr Kind sich mehr zutraut, wird es wieder gerne zur Schule gehen und Lernen als etwas Spannendes betrachten. Das entlastet die Eltern und die ganze Familie.

Was ist Kinesiologie?

Anfang der 60er Jahre wurde von dem amerikanischen Chiropraktiker Dr. George Goodheart die Basis für Kinesiologie geschaffen. Kinesiologie ist eine sanfte und ganzheitliche Methode, wörtlich übersetzt die »Lehre der Bewegung«. Laut der Traditionellen Chinesischen Medizin, die auf jahrtausendealtem Wissen basiert, ist der Körper von einem Netz von Energieleitbahnen durchzogen, Meridiane genannt. Alles Lebendige ist in Bewegung – so auch unsere Körperenergien. Sobald der Fluss in den Meridianen ins Stocken gerät, ist die Entwicklung blockiert, egal ob auf der körperlichen, geistigen oder emotionalen Ebene. Gründe für Energieblockaden sind eine Anhäufung von Faktoren wie negativen Emotionen, schlechter Ernährung, belastenden Umwelteinflüssen, Leistungsdruck oder zu wenig Bewegung.

Physische und psychische Vorgänge im Menschen spiegeln sich im Funktionszustand seiner Muskeln wider. Wenn wir uns in einer stressenden Situation befinden, ändert sich der Spannungszustand unserer Muskeln. Schon die Gedanken an eine beängstigende Situation oder an eine bestimmte Person reichen aus, um eine Muskelreaktion auszulösen. Aus dieser Erkenntnis entwickelte Dr. Goodheart ein Testverfahren, um Energieblockaden zu identifizieren, das ohne Apparate auskommt: den Muskeltest. Dieser Test funktioniert ganz einfach:

Um Antworten vom Körper zu erhalten, benutzt man beispielsweise den Deltamuskel im Oberarm. Dazu streckt die Testperson einen Arm seitlich waagerecht vom Körper weg. Während sie an eine bestimmte Person, zum Beispiel eine Kollegin denkt, drückt der Tester leicht auf den Unterarm der Testperson. Bleibt der Arm oben, zeigt das, dass die Testperson »stressfrei« auf die Kollegin reagiert, das heißt, sie hat wahrscheinlich eine neutrale oder gute Beziehung zu ihr. Bewegt sich der Arm während des Testens nach unten, hat die Testperson vermutlich ein schwieriges Verhältnis zu ihrer Nachbarin. Gedanken an positive Erlebnisse lassen den Testmuskel fest bleiben, Erinnerungen an negative Situationen sorgen dafür, dass er »abschaltet«. Sobald der Stress auf bestimmte Menschen, Situationen oder Ereignisse identifiziert ist, kann er mit verschiedenen kinesiologischen Techniken abgebaut werden. Haben wir unser Gleichgewicht wiedergefunden, können wir mit Stressoren leichter umgehen.

Probleme sind dann keine Hindernisse mehr, sondern Herausforderungen, und wir besitzen die nötige Kraft, Ruhe und Kreativität, diese auch anzugehen.

Im Laufe der Jahre haben Ärzte, Pädagogen, Psychologen, Physiotherapeuten und Heilpraktiker ihr Wissen mit der ursprünglichen Methode »Touch for Health« verknüpft und daraus die verschiedenen Bereiche der Kinesiologie entwickelt. In diesem Buch ist der Fokus hauptsächlich auf die pädagogische Kinesiologie gerichtet, die wir vor allem Dr. Paul Dennison und seiner Frau Gail und deren System Brain Gym® zu verdanken haben; eine weitere erfolgreiche Methode zur Verbesserung von Lern- und Teilleistungsstörungen entwickelte Dr. Charles Krebs mit seinem LEAP-Programm (Learning Enhancement Advanced Program).

Das Gehirn

Unser Gehirn, die Schaltzentrale im Oberstübchen, fasziniert und beschäftigt die Menschen schon seit langer Zeit. Manche reden vom Kosmos im Kopf, für andere ist es ein komplexes Wunderwerk, und je besser wir es verstehen lernen, umso mehr geraten selbst Wissenschaftler ins Staunen über so viel Komplexität. Die Neurowissenschaftler haben in den vergangenen Jahrzehn-

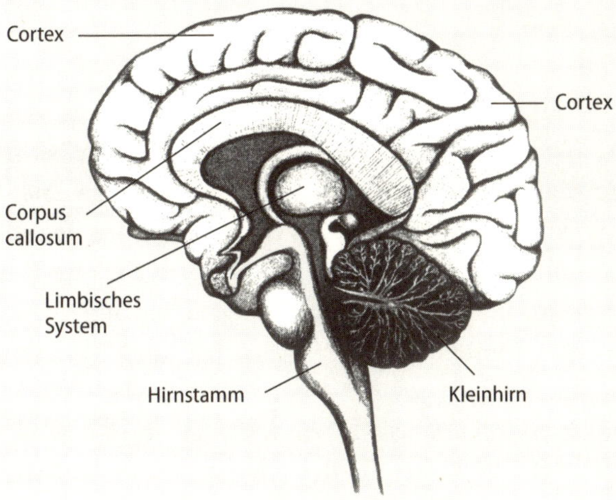

Darstellung des Gehirns

ten immer mehr verblüffende Zusammenhänge herausgefunden. Dennoch bleiben Erstaunen und Ehrfurcht, und es wird weiterhin spannend sein, die Ergebnisse der Forscher zu verfolgen.

Unser Gehirn hat sich im Laufe der Evolution immer weiter entwickelt. Auf Grund dieser Entwicklungsgeschichte hat der Neurologe Dr. Paul MacLean als Erster die Vorstellung des dreigliedrigen Gehirns dargestellt. (Im Nachfolgenden finden Sie eine vereinfachte und leicht verständliche Darstellung der Arbeitsweise unseres Gehirns. Falls Ihnen die Ausführungen für den Anfang zu viel Theorie sein sollten, blättern Sie bitte gleich zur Kurzversion »Das Gehirn – so versteht es auch Ihr Kind« auf Seite 28 ff. weiter und lesen das Kapitel »Das Gehirn« zu einem späteren Zeitpunkt.)

Der Hirnstamm

Der Hirnstamm ist der älteste Teil unseres Gehirns, der sich schon vor über fünfhundert Millionen Jahren entwickelt hat. Er hat große Ähnlichkeit mit dem vollständigen Gehirn eines Reptils und wird daher auch gerne als Reptiliengehirn bezeichnet. Der Hirnstamm befindet sich tief im Inneren unseres Gehirns und umfasst die Bereiche Medulla oblongata (verlängertes Mark), Pons (Brücke), Mesencephalon (Mittelhirn) und Diencephalon (Zwischenhirn).

Er steuert und überwacht lebenswichtige vegetative Körperfunktionen wie die Kontrolle des Atems, des Herzschlags, der Körpertemperatur und der Verdauungstätigkeit. Instinktiv regelt der Gehirnstamm körperliche Bedürfnisse wie Essen, Trinken und die Fortpflanzung. Wenn wir großem Stress ausgesetzt sind, übernimmt der Hirnstamm sozusagen das Kommando, und wir sind nur noch auf Überleben programmiert. Die klassische Stressreaktion, in der wir nur noch zwischen Kampf oder Flucht entscheiden können, findet in diesem Bereich des Gehirns statt.

Ein weiterer wichtiger Bereich des Hirnstamms ist die Formatio reticularis, die sich von oben nach unten durch den Hirnstamm zieht. Bestehend aus einem Netzwerk von Zellen, übt sie einen entscheidenden Einfluss auf unseren Grundwachheitsgrad aus. Gemeinsam mit dem Subthalamus, dem Hypothalamus und Teilen des Thalamus kontrolliert und überwacht die Formatio reticularis den Grad unserer zielgerichteten Aufmerksamkeit, der Selbstwahrnehmung und des Wachheitszustandes. Das bedeutet, dass wir, obwohl draußen Geräusche von vorbeifahrenden Autos, spielenden Kindern oder einem brummenden Flugzeug zu hören sind, zielgerichtet unsere Arbeiten durchführen können, ohne uns von den Geräuschen ablenken zu lassen. Das gilt natürlich auch für Laute im näheren Umfeld, wie streitende Geschwister, Mitschüler, die ihre Arbeit bereits beendet haben, oder einen Klassenkameraden, der unruhig mit dem Stuhl wippt. Die Formatio reticularis ist eine Schaltstelle, die alle ankommenden Signale überwacht und unwichtige Informationen, wie zum Beispiel Verkehrslärm, filtert, damit wir uns weiter auf unsere Arbeit konzentrieren können. Kinder, die Probleme haben, diese Außengeräusche auszufiltern, werden häufig als rastlos, impulsiv, unkonzentriert und unfähig, eine Arbeit zu Ende zu führen, beschrieben.

Das Kleinhirn

An der Rückseite des Hirnstamms, verbunden durch den Pons, liegt das Kleinhirn (Cerebellum), das in zwei Hemisphären und den dazwischen liegenden Vermis (Wurm) aufgeteilt ist. Es ist die höchste und wichtigste Kontrollinstanz für die Koordinierung und Feinabstimmung unserer Bewegungsabläufe. Es übernimmt viele wichtige Funktionen in Bezug auf unsere automatischen, koordinierten Bewegungsabläufe, das Gleichgewicht und die Körperhaltung. Wenn Sie zum Beispiel etwas aufschreiben wollen, denken Sie nicht darüber nach, welche Muskeln oder Sehnen nun koordiniert werden müssen. Nein, Sie nehmen Ihren Stift zur Hand und notieren Ihre Gedanken. Die notwendigen Bewegungsabläufe werden von Ihrem Kleinhirn in Zusammenarbeit mit den Basalganglien (siehe Seite 19) moduliert und zur Feinabstimmung gebracht. Als Sie das erste Mal in Ihrem Leben einen Stift in die Hand nahmen, haben Sie vermutlich sehr fest gedrückt und waren von den Linien Ihres Stiftes sehr beeindruckt. Das hat Sie ermuntert, weiter zu experimentieren, und so haben Sie mit der Zeit herausgefunden, wie die beste Haltung und der richtige Druck sind, um malen oder schreiben zu können.

Das Kleinhirn hat seine Größe im Laufe der menschlichen Evolution verdreifacht. Daran wird deutlich, welche wichtigen Funktionen dort stattfinden: Alle gelernten automatisierten Bewegungsabläufe, wie beispielsweise einen Stift halten, schreiben, Fahrrad fahren, schwimmen, Tennis spielen etc., sind im Kleinhirn in Form von Bewegungsabläufen festgeschrieben und archiviert. Bei Bedarf können sie einfach abgerufen werden – auch wenn Sie jahrelang nicht Fahrrad gefahren sind, können Sie auf ein Rad steigen und losfahren, da das Programm der Bewegungsabläufe im Kleinhirn gespeichert ist.

Das limbische System

Das limbische System liegt wie eine weitere Schicht über dem Hirnstamm. Es besteht aus einer Gruppe von Zellstrukturen zwischen Hirnstamm und Cortex und hat sich vor etwa zwei bis drei Millionen Jahren entwickelt. Das limbische System ist bei Säugetieren am höchsten entwickelt und wird somit auch als Säugerhirn bezeichnet. Die Steuerung von Blutdruck, Pulsfrequenz und Blutzuckerspiegel gehören ebenso zu den Aufgaben des limbischen Systems, wie für unser Überleben zu sorgen: Ernährung, Fortpflanzung und Kampf oder Flucht. Es ist sozusagen der Sitz unserer Gefühle und arbeitet völlig unterbewusst. Das limbische System besteht aus mehreren wichtigen Bereichen:

Hypothalamus
Nur von der Größe einer Erbse, steuert er dennoch grundlegende Funktionen wie Essen, Trinken, Schlafen, Wachen, Körpertemperatur, Pulsfrequenz, Hormone und Sexualität. Außerdem spielt er eine wichtige Rolle bei der Verarbeitung von Gefühlen. Er sorgt für Homöostase, d.h., er regelt das innere Milieu.

Hypophyse (Hirnanhangdrüse)
Als zentrale Drüse des endokrinen Systems wird sie vom Hypothalamus aktiviert. Dadurch wird die Hormonproduktion angeregt, die entscheidenden Einfluss auf unser Verhalten hat.

Epiphyse (Zirbeldrüse)
Hier wird der Tag-Nacht-Rhythmus reguliert. Die Epiphyse wird durch Licht aktiviert und ist für das Wachstum und die Entwicklung des Menschen zuständig.

Hippocampus
Er ist von entscheidender Bedeutung für das Lernen, da er an Gedächtnisleistungen beteiligt ist und das Kurzzeitgedächtnis dort seinen Sitz hat. Das Ablegen und Abrufen unserer bewussten Erinnerungen findet im Hippocampus statt.

Amygdala (Mandelkern)
Grundlegende Gefühle wie Freude, Schmerz, Angst, Wut sowie die Entscheidung zwischen Kampf oder Flucht entstehen in der Amygdala. Sie etikettiert unsere Erfahrungen – gefährlich oder nicht. Wenn Gefahr droht, wird sofort der Kampf-oder-Flucht-Reflex ausgelöst, das Stammhirn übernimmt die Regie, wir können nicht mehr klar denken. Droht keine Gefahr, kann der Cortex planmäßig handeln. Zusammen mit dem Hippocampus ist die Amygdala entscheidend an der Weiterleitung von Informationen an das Langzeitgedächtnis beteiligt.

Thalamus
Der Thalamus liegt tief im Inneren unseres Gehirns und besteht aus zwei Teilen, die wiederum aus verschiedenen Kernen zusammengesetzt sind. Seine Hauptaufgabe besteht darin, sensorische Informationen zu filtern. Er ist die letzte Relaisstation vor dem Cortex. Alle Sinneseindrücke werden vom Thalamus ausgewertet und erst dann an das bewusste Denken weitergeleitet.

Ausgenommen ist der Geruchssinn, dieser geht den direkten Weg zum Cortex. Bevor wir den Schmerz, die Berührung oder die Empfindung von Wärme oder Kälte bewusst wahrnehmen, hat sie der Thalamus unter dem Aspekt »wichtig fürs Überleben« sortiert. Nur was für das Überleben notwendig ist, wird an die Großhirnrinde weitergegeben.

Basalganglien
Diese liegen tief eingebettet in unserem Gehirn und spielen eine große Rolle bei der Koordination, Integration und Ausführung motorischer Bewegungsabläufe. Sie stehen über zahlreiche Faserbündel mit fast allen Bereichen des Cortex in Verbindung und haben eine zentrale Bedeutung für die Erinnerung der Bewegungsabläufe, die im Kleinhirn moduliert werden.

Der Cortex

Der Cortex, auch Großhirnrinde genannt, stellt die Hauptmasse des Gehirns dar. Er ist stark gefaltet und durch viele Furchen und Windungen gekennzeichnet. Würde man ihn entfalten, ergäbe das eine Fläche von 2400 cm^2. In ihm sind mehr Neuronen enthalten als in jeder anderen Hirnstruktur. Die Großhirnrinde ist etwa 2–4 mm dick und enthält rund 14 Milliarden Zellkörper. Durch den Cortex werden wir zu bewusst handelnden Menschen, hier werden Entscheidungen getroffen, wird organisiert oder werden Erfahrungen im Gedächtnis abgespeichert. Der Cortex ermöglicht uns, zu sprechen, zu handeln und unsere Gedanken und Gefühle mitzuteilen. Er nimmt zunächst alle Informationen auf, analysiert sie und zieht Vergleiche mit gespeicherten Daten aus vergangenen Erfahrungen, um dann eine Entscheidung zu treffen.

Die Hemisphären

Das Großhirn besteht aus zwei Hälften, auch Hemisphären genannt, die durch eine tiefe Furche unterteilt sind. Diese Furche ist von einem dichten Faserbündel, dem Corpus callosum, durchzogen. Das Corpus callosum wird auch gerne als Brücke bezeichnet, eine ganz spezielle Brücke aus etwa dreihundert Millionen Nervenfasern. Seine Hauptaufgabe besteht darin, den Informationsaustausch der beiden Gehirnhälften sicherzustellen. Die rechte Gehirnhälfte steuert die Funktionen der linken Körperseite, die linke die der rechten.

Jede Gehirnhälfte hat sich auf ganz spezifische Aufgaben spezialisiert. So wird die linke Gehirnhälfte auch Logikgehirn genannt. Sie verarbeitet eintreffende Daten verbal, logisch, analytisch, rational, abstrakt, zeitlich, linear, der Reihe nach; wohingegen die rechte Gehirnhälfte, auch als Gestaltgehirn bezeichnet, nonverbal, intuitiv, gefühlsmäßig, räumlich, konkret, visuell, ganzheitlich, den Überblick bewahrend verarbeitet.

Obwohl beide Gehirnhälften sehr unterschiedliche Aufgaben zu bewältigen haben, ist es dennoch von größter Bedeutung, dass sie miteinander arbeiten. Nur so sind wir in der Lage, die an uns gestellten Aufgaben befriedigend zu bewältigen.

Das Corpus callosum, welches für diese Zusammenarbeit zuständig ist, reagiert sehr empfindlich auf Stress. Der Informationsaustausch läuft dann nicht mehr reibungslos. Dieser Zustand wird in der Kinesiologie als Lernblockade bezeichnet.

Beide Gehirnhälften sind wiederum in je vier Teile unterteilt, die so genannten Lappen:

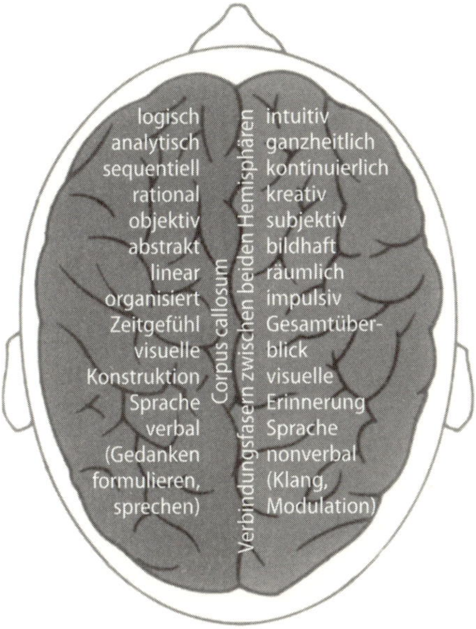

Linke und rechte Gehirnhälfte

Stirnlappen (Lobus frontalis)

In den Stirnlappen, die direkt hinter der Stirn liegen, werden Planen, Denken und Logik sowie Entscheidung und zielgerichtetes Verhalten gesteuert. Auch an bewusst geplanten Bewegungen sind diese Lappen beteiligt. Wenn wir uns entscheiden aufzustehen, geht der Befehl von den Stirnlappen an den Körper, und wir setzen uns in Bewegung. Die Verbindungen von den Stirnlappen zum limbischen System sind besonders zahlreich.

Scheitellappen (Lobus parietalis)

Diese liegen im seitlichen Bereich des Cortex und registrieren und verarbeiten sensorische Daten wie Körperhaltung, Muskelaktivität, Berührung und Druckempfinden. Wenn wir uns verletzt haben oder wenn wir jemanden berühren, registrieren das zunächst die Scheitellappen. Ebenso speichern sie die entsprechenden Erfahrungen von Berührungen und anderen Körpererfahrungen. Darum werden sie auch somatosensorischer Bereich genannt.

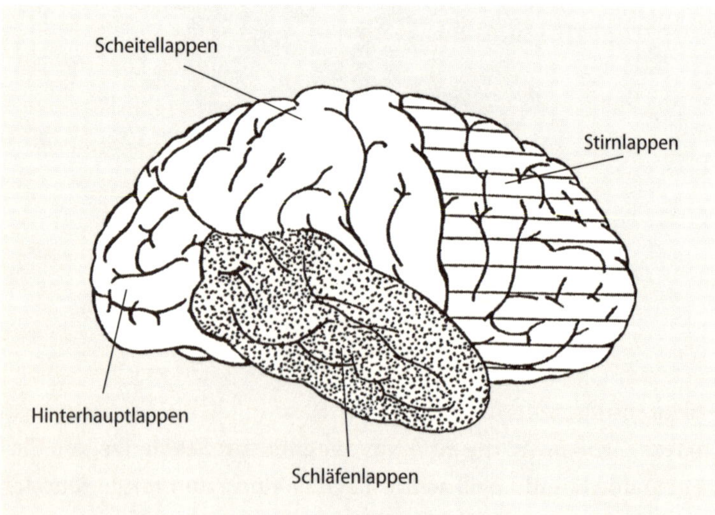

Die Lappen des Gehirns

Hinterhauptlappen (Lobus occipitalis)
Im hinteren Bereich des Schädels liegen die Hinterhauptlappen. Hier werden visuelle Informationen empfangen, verarbeitet und als visuelle Erinnerung gespeichert.

Schläfenlappen (Lobus temporalis)
Links und rechts im Schläfenbereich sind diese Lappen für Hören und Sprechen zuständig. Im linken hinteren Bereich werden Gedanken in Sprache umgewandelt. Ein weiterer wichtiger Bereich der Schläfenlappen betrifft das Gedächtnis, denn hier liegt auch der Hippocampus (Sitz des Kurzzeitgedächtnisses), der dem limbischen System zugeordnet ist.

Informationsfluss im Gehirn

Während wir denken, reden, kommunizieren oder uns bewegen, findet unentwegt ein reger Informationsaustausch zwischen den involvierten Gehirnbereichen statt. Wie bei einem Nachrichtensystem werden Informationen in beide Richtungen über Nervenzellen oder Neuronen sowie chemische Botenstoffe (Neurotransmitter) ausgesandt und empfangen. Die Nervenzellen bilden an der Oberfläche des Cortex eine dicke Schicht, graue Substanz genannt. Den Grundstein einer Nervenzelle bildet das Neuron. Es existieren ungefähr 100 Milliarden solcher Neuronen in unserem Gehirn. Das ist eine unvorstellbar große Menge, die Carla Hannaford in ihrem Buch *Bewegung – das Tor zum Lernen* sehr treffend mit der Anzahl der Sterne in der Milchstraße vergleicht. Diese Nervenzellen haben die Fähigkeit, elektrische Impulse aufzunehmen und weiterzuleiten. Auch wenn kein Neuron dem anderen gleicht, lassen sich dennoch alle in drei Grundbestandteile gliedern:

- Zellkörper mit Zellkern
- Dendriten, die den Zellkörper wie Äste umgeben
- Axonen, die Ausgangskanäle eines Neurons, durch die die Nachrichten an das Nervensystem übergeben werden

Weiterhin werden Neuronen in drei Hauptgruppen unterteilt:

- Sensorische Neuronen, die Informationen aus dem ganzen Körper – von der Haut, den Sinnesorganen sowie den Muskeln – erhalten und sie über das Rückenmark zum Gehirn weiterleiten
- Motorische Neuronen, die Impulse von Gehirn und Rückenmark zu den Muskeln leiten
- Interneuronen (auch Assoziations- oder Schaltneuronen genannt), die die Verbindungen zwischen den unterschiedlichen Neuronen herstellen

Damit die Informationen im Nervensystem weitergeleitet werden können, müssen die Nervenimpulse am Ende eines Axons einen kleinen Spalt, die Synapse, überwinden. So wird die Nachricht an einen Dendriten weitergeleitet. Das Überspringen dieser Synapse geschieht mit Hilfe der Neurotransmitter, der chemischen Botenstoffe. Jedes Axon verzweigt sich am Ende in viele kleine Verästelungen, die wiederum an jeder axonalen Endplatte mit verschiedenen Rezeptoren ausgestattet sind. Mit

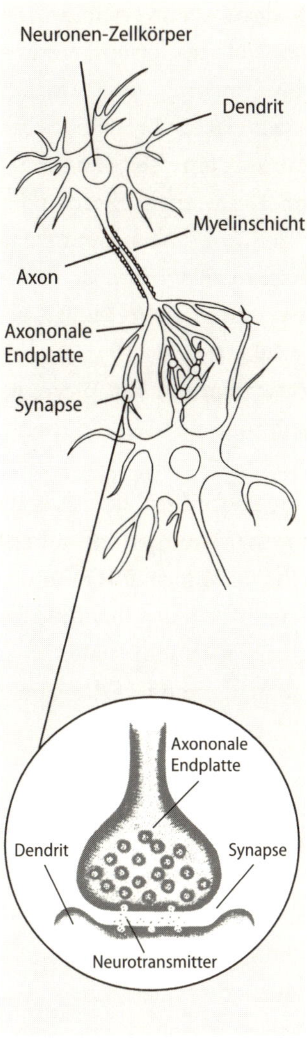

Informationsfluss im Gehirn

Hilfe des entsprechenden Neurotransmitters kann die Nachricht die Synapse überwinden und an den passenden Dendriten andocken. Neurotransmitter sind also im wahrsten Sinne des Wortes »Botenstoffe«. Denn erst durch diese chemischen Botschafter ist eine reibungslose Nachrichtenübermittlung möglich. Man kann sich das ungefähr wie einen Staffellauf vorstellen: Ein Läufer, der den Stab (die Botschaft) überbringt, zielt in seinem Lauf und seinen Bewegungen genau darauf ab, den Stab in die bereitstehende Hand des wartenden Läufers abzugeben. Gelingt dieser Ablauf reibungslos, kann der übernehmende Läufer den Stab weiterreichen und die Mannschaft zum Ziel führen.

Durch das Überwinden der Synapse kann ein Neuron mit mehreren anderen Neuronen gleichzeitig kommunizieren. Das alles geschieht mit einer Geschwindigkeit von rund 300 Kilometern pro Stunde. Das Gute daran ist: Je mehr wir unsere Verschaltung nutzen, desto mehr vernetzt sich unser Gehirn. Jedesmal, wenn wir etwas Neues lernen, entstehen unzählige neue synaptische Verbindungen. Dieser Prozess wird als Myelinisierung bezeichnet. Myelin ist ein Lipoid, das die Axone mit einer Fettschicht umhüllt, um sie einerseits zu schützen, andererseits leitfähiger zu machen. Dadurch erscheinen die stark myelinisierten Bereiche im Gehirn weiß. Man nennt das die weiße Substanz. Je höher ein Lebewesen entwickelt ist, desto mehr weiße Substanz befindet sich im Gehirn. Beim Menschen bestehen 40 % des Gehirns aus weißer Substanz.

Bei unserer Geburt verfügen wir zwar über ein komplett angelegtes Gehirn, aber erst durch die Nutzung werden neuronale Pfade angelegt und vernetzt.

Um eine weit verzweigte Vernetzung zu fördern, ist es wichtig, Ihrem Kind möglichst viele Sinnesanregungen zu geben, seine Neugierde und seinen Drang zu Bewegung zu unterstützen und zu fördern. Dadurch regen Sie die neuronale Entwicklung im Gehirn Ihres Kindes optimal an. Wichtig: Die neuronalen Vernetzungen, die wir als Kind erlernt haben, dienen uns das ganze Leben lang als Grundmuster.

Im Flow sein

Wenn wir nun gesehen haben, wie viele Bereiche in unserem Gehirn, fein aufeinander abgestimmt, ständig miteinander in Beziehung stehen, ist es nicht weiter verwunderlich, dass unser Gehirn mitunter störanfällig ist. Sind alle Bereiche gut aufeinander eingestimmt, sind wir integriert, und es herrscht Einklang in un-

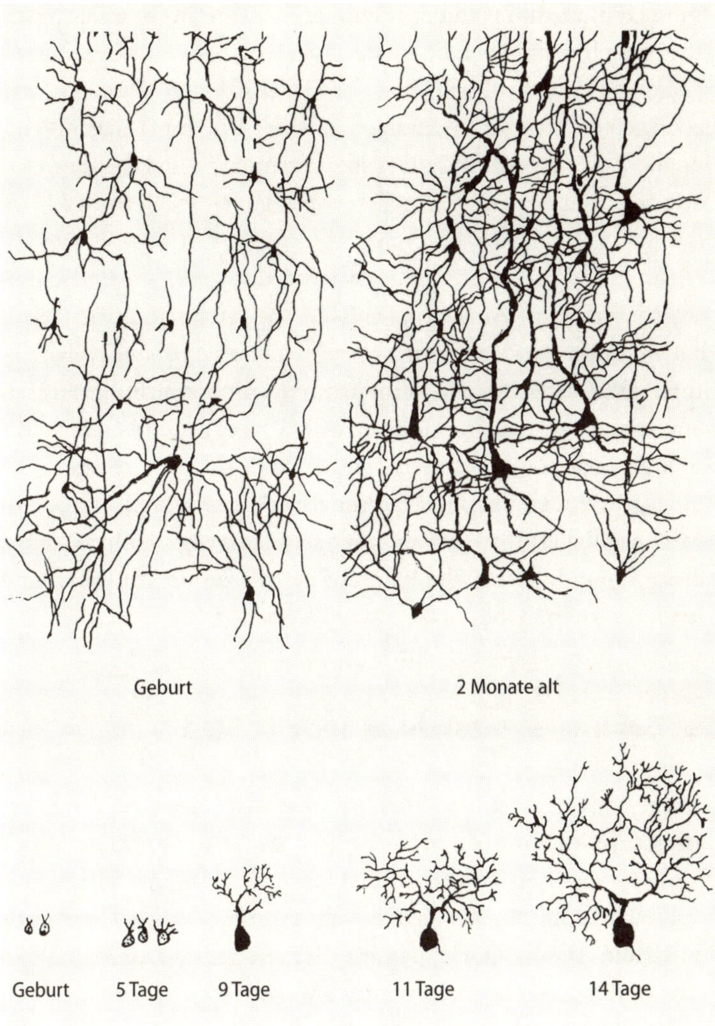

Neuronale Vernetzung

serem Denken und Handeln. Dann erleben wir Lernen als ein angenehmes, unser Leben bereicherndes Geschehen – wir sind zufrieden mit uns und der Welt. In diesem integrierten Zustand lieben wir es, unserer Arbeit nachzugehen, und merken gar nicht, wie die Zeit vergeht. Mihaly Csikszentmihalyi, Psychologe und Autor des Buches *Flow. Das Geheimnis des Glücks*, nennt es »im Flow sein«.

Leider sind wir aber nicht immer in der Lage, gut und effektiv lernen zu können. Wenn Ihr Kind sagt: »Ich hab keine Lust!«, »Ich bin müde!«, »Das haben wir gar nicht auf!«, versteckt sich dahinter die Tatsache, dass es im Moment nicht gut integriert ist. Sein Stresspegel hat eine Höhe erreicht, die es für sein Gehirn unmöglich macht, alle notwendigen Funktionen in richtiger Reihenfolge aufeinander abgestimmt ablaufen zu lassen. In diesem Moment schaltet Ihr Kind ab! Jetzt geht gar nichts mehr: Es wird quengelig und lustlos, die Hausaufgaben werden zur Qual, und Sie als Eltern brauchen jetzt starke Nerven.

Das Gehirn – so versteht es auch Ihr Kind

Kindern, die aufgrund von Lernschwierigkeiten in die Beratungsstunden kommen, den Aufbau des Gehirns erklären? Das würde zu viel Zeit kosten und wäre für die Kinder viel zu langweilig. Dennoch finden viele es sehr spannend zu erfahren, was da in ihrem Kopf vorgeht, wenn sie lernen oder wenn das Lernen nicht funktioniert. Darum erzählen wir unseren jungen Klienten diese Geschichte:

Das Gehirnhaus

Stell dir vor, dein Gehirn ist ein riesengroßes Haus mit ganz, ganz vielen Zimmern. Manche Zimmer sind groß und hell, du gehst kurz über den Flur und schon stehst du mittendrin. Andere Zimmer sind klein und etwas verwinkelt und nicht so leicht zu finden: Du musst eine Wendeltreppe nach oben steigen, unter der Treppe nach der Tür suchen oder erst um viele Ecken gehen, bis du dort bist. Manche Zimmer sind über einen breiten oder schmalen Flur zu erreichen, andere haben eine direkte Verbindung zum Nebenzimmer.

Dein Gehirnhaus besteht aus drei Stockwerken. Im ersten Stock werden alle Aufgaben erledigt, die mit deinem Überleben zu tun haben. Wenn du durch die Zimmer gehst, findest du die Steuerungszentralen, die deine Atmung kontrollieren, deinen Herzschlag und deine Verdauung. In einem anderen wichtigen Zimmer wird dafür gesorgt, dass du dein Gleichgewicht halten kannst. Dort sind auch alle Bewegungen, die du schon mal gelernt hast, abgespeichert: Fahrrad fahren, schwimmen, Seil hüpfen, Klavier spielen oder schreiben. Weil die Bewegungen dort sicher aufgehoben sind, kannst du einfach auf dein Fahrrad steigen und losfahren, ohne groß zu überlegen, wie das geht.

Im zweiten Stock deines Gehirnhauses findest du sehr viele kleine Zimmer. In einigen Zimmern werden wichtige Körperfunktionen reguliert: deine Körpertemperatur, dein Schlaf- oder Wachzustand und dein Hungergefühl. In anderen Zimmern werden deine Gefühle produziert. Du kennst das doch sicher, dass du auf einmal wütend wirst, weil dir etwas nicht gelingt, oder dein Herz vor Freude hüpft, weil etwas super gut geklappt hat. Ist dir schon mal aufgefallen, dass diese Gefühle einfach kommen und gehen und du das gar nicht beeinflussen kannst? Ja? Da gibt es nur eins: lernen, mit diesen Gefühlen umzugehen, denn wenn du dich im Unterricht ungerecht behandelt fühlst, kannst du nicht einfach losbrüllen oder rausrennen, sondern musst trotzdem sitzen bleiben. Aber es gibt etwas, das dir vielleicht hilft: Dreh in der großen Pause im Schulhof ein paar Runden oder lauf nach der Schule auf dem Heimweg deinem Ärger davon.

Im zweiten Stock wohnt auch ein wichtiger Teil deines Gedächtnisses, das Kurzzeitgedächtnis, das dafür sorgt, dass du dich mittags erinnerst, wo du morgens dein Fahrrad abgestellt hast.

Das oberste Stockwerk deines Gehirnhauses ist das größte mit den meisten Zimmern. In jedem Zimmer gibt es etwas anderes zu tun: sehen, hören, fühlen, riechen, schmecken, sich bewegen, sprechen, schreiben, rechnen, sich an etwas erinnern, gute Ideen haben oder ein Musikinstrument spielen. Du merkst schon: Hier ist ganz schön viel los. Das Witzige ist: wenn du die Treppe hochgehst, findest du auf der linken Seite genau die gleichen Zimmer wie auf der rechten Seite. Denn das Gehirn besteht aus zwei gleichen Teilen, und diese beiden Gehirnhälften haben sich die Arbeit geteilt. In den Zimmern links wird veranlasst, dass du sprechen und rechnen kannst, dass du beim Zusammenbauen eines Modellflugzeuges ganz logisch in der richtigen Reihenfolge vorgehst, dass du dich an Regeln halten kannst oder den Dingen auf den Grund gehst. In den rechten Zimmern geht es um ganz andere Dinge. Hier wird dafür gesorgt, dass du den Gesamtüberblick über eine Sache behalten oder dir zu einer Geschichte die Bilder vorstellen kannst. Hier entstehen das rhythmische Gefühl, das du brauchst, wenn du tanzt, und die Fingerfertigkeit, wenn

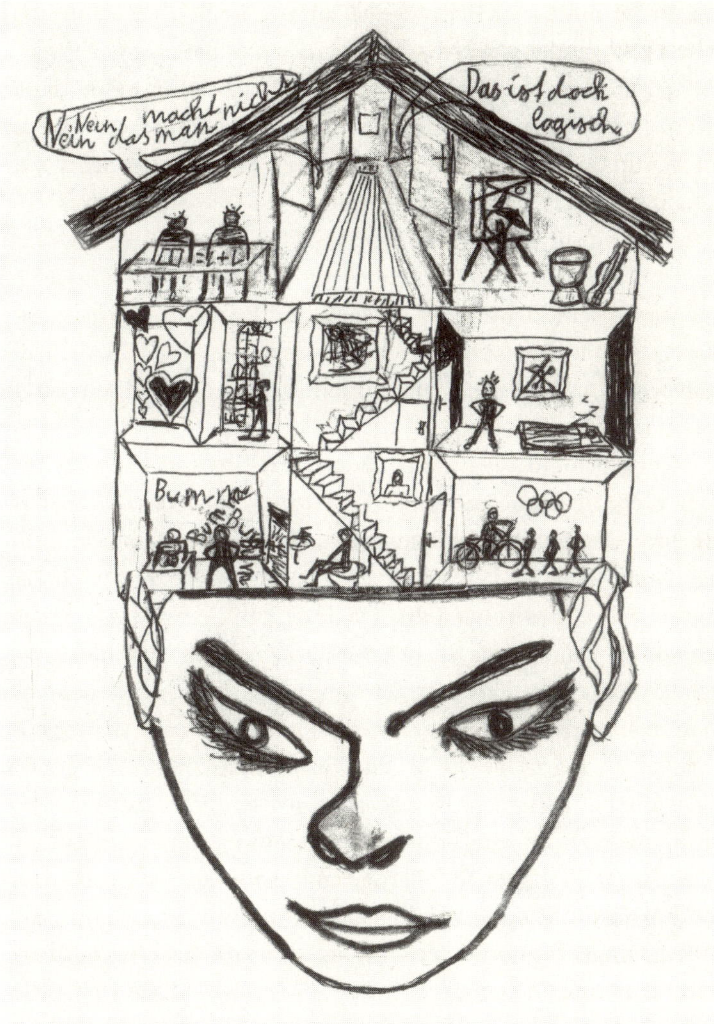

Das Gehirnhaus, gezeichnet von Tizian (11 Jahre)

du Musik machen willst. Deine Fantasie ist hier zu Hause und deine Kreativität, wenn du ein Bild malen willst.

Zwischen diesen Zimmern ist ein schöner breiter Flur, damit du gut in alle Zimmer gelangen kannst: rein, raus, vor und zurück, von links nach rechts und dann zu den anderen Stockwerken über eine Treppe rauf und runter.

Jetzt kommt das Allerwichtigste: Die Türen jedes einzelnen Zimmers in deinem Gehirnhaus sollten offen stehen oder leicht zu öffnen sein, damit du nach Lust und Laune umherspazieren kannst. Denn das ist die beste Voraussetzung, dass du alle Aufgaben gut, schnell und leicht erledigen kannst und Lernen so richtig viel Spaß macht.

Was geschieht, wenn die Türen verschlossen sind oder einfach nicht richtig aufgehen wollen? Dann kann es passieren, dass du eine Klassenarbeit verhaust, weil du Angst vor einer schlechten Note hast. Oder du schaffst es nicht, ein Flugzeug nach Plan zusammenzubauen, weil du dir vor deinem inneren Auge nicht vorstellen kannst, wie es am Ende aussehen soll. Wenn das, was in den linken und rechten Zimmern passiert, nicht mehr gut zusammenarbeitet, weil der breite Flur nicht mehr richtig passierbar ist, macht es dir Mühe, Zusammenhänge zu begreifen oder dir zu merken, was du gerade gelesen hat. Dadurch wirst du schneller müde, weil du jetzt viel mehr Energie brauchst, und dann sagst du vielleicht: »Lernen macht mir keinen Spaß« oder: »Mathe ist doof« oder: »Ich habe keine Lust, zu lesen.«

Wie du das ändern kannst? Mach doch ein paar der Leichter-lernen-Übungen, die du ab Seite 85 findest. Diese helfen dir, deine Gehirntüren wieder zu öffnen. Probier es einfach mal aus!

Lernen – ein natürlicher Vorgang

Lernen ist eine angeborene Fähigkeit, die genauso natürlich ist wie atmen, essen oder schlafen. Unser Gehirn sucht nach Herausforderungen, um Neues zu lernen. Wenn wir ein Kleinkind beobachten, können wir sehen, mit welcher Lust und Freude es sich auf neue Dinge stürzt, begierig, diese mit allen Sinnen wahrzunehmen. Ein Kind übt unermüdlich, um sich qualifizierte motorische Fähigkeiten anzueignen, wenn es um laufen, hüpfen oder Fahrrad fahren geht. Durch die Unterstützung und Ermutigung der Eltern wird das Vertrauen in die Eltern-Kind-Beziehung gestärkt, und das Kind entwickelt Selbstvertrauen und wagt neue Schritte. Dieses Vertrauen ist die Grundlage jeglichen Lernens.

Das Lernen beginnt in dem Moment, in dem wir mit der Welt in Verbindung treten. Unsere Kinder erlernen die Welt durch ihre fünf Sinne und durch Nachahmung. Durch Sehen, Hören, Fühlen, Riechen und Schmecken erforschen sie ihre Umgebung. Zu den Sinneswahrnehmungen kommen nicht nur positive oder negative Erfahrungen hinzu, sondern auch die Werte, Glaubenssätze, Erwartungen und Interessen der Eltern, Geschwister und Erwachsenen, die die Kinder erziehen oder in deren Umfeld die Kinder aufwachsen. Jedes Kind legt durch seine einzigartige Mischung an Eindrücken eine »innere Landkarte« seiner Welt an, um sich im Leben zurechtzufinden. So hat jeder ein ureigenes

Modell seiner Welt, das durch den Filter der eigenen Wahrnehmung und der gemachten Erfahrungen, wie zum Beispiel Lob oder Tadel, entstanden ist. Der Filter bestimmt, was ein Kind von sich und seiner Umgebung denkt und erwartet. Erlebt es viel Zustimmung und stärkende Rückmeldungen, wird es mit einer schlechten Zensur ganz anders umgehen als ein Kind, das immer wieder die Erfahrung macht, dass ihm nichts zugetraut wird.

Je mehr einschränkende Einstellungen oder Meinungen ein Kind erfährt, desto begrenzter, fader und langweiliger wird seine Welt werden. Hat es viele Wahlmöglichkeiten, wird es die Welt als einen bunten, lebendigen und abenteuerlichen Ort voller Herausforderungen erleben.

! Wer durch die Welt geht und positive Dinge erwartet, wird positive Dinge erleben. Wer mit eingezogenem Kopf darauf wartet, dass ihm negative Dinge zustoßen, dem werden negative Dinge passieren.

Der Prozess des Lernens lässt sich in vier Stadien gliedern:

1 Unbewusste Inkompetenz
2 Bewusste Inkompetenz
3 Bewusste Kompetenz
4 Unbewusste Kompetenz

Bevor ein Kind Radfahren lernt, ist es im Stadium der unbewussten Inkompetenz. Es hat noch keine Ahnung, wie Radfahren funktioniert. In dem Moment, wo es auf dem Sattel sitzt und merkt, wie schwierig es ist, die Balance zu halten, gleichzeitig in die Pedale zu treten, geradeaus zu lenken und auch noch darauf zu achten, was um es herum geschieht, spürt es seine bewusste Inkompetenz. Hier beginnt das Lernen. Ab dem Zeitpunkt, wo das Kind es mit Anstrengung und Konzentration schafft, das Fahrrad zu lenken, ohne dabei umzufallen, ist es im Stadium der bewussten Kompetenz angelangt. Sobald es auf das Fahrrad steigt und einfach drauflos fährt, ohne darüber nachzudenken, hat es sein Ziel, die unbewusste Kompetenz, erreicht. Das, was es zuvor gelernt hat, hat sich nun automatisiert und funktioniert ganz von alleine und mit Leichtigkeit.

Lernen durch Bestrafung oder Belohnung

Wer von uns erinnert sich nicht an Momente, in denen uns auf eine simple Frage einfach keine Antwort einfallen wollte? Es war, als hätte uns die Antwort auf der Zunge gelegen, aber weiter kam sie nicht. Aussagen wie: »Ich habe ein Brett vor dem Kopf« oder »Ich bin völlig vernagelt« drücken bildlich aus, was wir damals empfanden. Wenn wir dann irgendetwas von uns gaben und vom Gegenüber, seien es Eltern, Lehrer oder Klassenkameraden, auch noch Abwertung erfuhren, war alles zu Ende – wir brachten kein Wort mehr heraus, schlimmstenfalls flossen Tränen. Wir fühlten uns bloßgestellt, unser Selbstvertrauen litt schwer.

Und was hatten wir in diesem Moment gelernt? Zumindest mal, dass es peinlich, vielleicht sogar gefährlich ist, eine Antwort nicht zu wissen – »Beim nächsten Mal muss ich mich in

Acht nehmen, vielleicht ist es besser, überhaupt nichts zu sagen.« Wenn das oft in unserem Leben passierte, zogen wir uns zurück und verloren das Vertrauen. Aber ohne Vertrauen ist lernen nicht möglich! Denn dies ist die grundlegende Emotion, die lernen erst ermöglicht.

Erinnern wir uns einmal an die Zeit zurück, als wir unser Kind das erste Mal im Arm hielten. Welche Woge von Liebe und wohlwollenden Gefühlen durchflutete unseren Körper beim Anblick des neuen Menschleins! Mit Liebe und Zuversicht machten wir uns auf den Weg, Vertrauen aufzubauen. Jeder von uns weiß ganz genau, wie das geht. Zunächst befriedigen wir die lebensnotwendigen Bedürfnisse (Nahrung, Körperpflege, ausreichender Schlaf) und geben natürlich Zuwendung – hoffentlich viel Zuwendung. Die Art, wie wir mit unseren Kindern die Zeit verbringen, ist entscheidend, in welchem Maße Vertrauen aufgebaut werden kann. Instinktiv wissen Mütter, dass sie mit ihren Babys sprechen, lachen und sie liebkosen müssen, um die Grundlage für Vertrauen in ihnen wachsen zu lassen. Indem sie immer wieder die gleichen Worte wiederholen, animieren sie ihr Kind zum Nachahmen. Werden dann die ersten Laute vom Kind sozusagen nachgelallt, freut sich die Mutter riesig und antwortet. Das wiederum freut das Kind, es brabbelt weiter, bekommt Antworten – so beginnt Sprache, und so entsteht Vertrauen.

Genauso unterstützen wir die Entwicklung der Bewegungsabläufe. Wir ermuntern unsere Kinder in ihrem Tun und zeigen unsere Freude durch Liebe und Zuwendung. Dadurch angeregt, üben die Kinder unermüdlich und voller Begeisterung. Die Motivation zu lernen wird durch Belohnung, in diesem Fall Zuwendung, angeregt. Was spielt sich derweil im Oberstübchen ab? Durch die liebevolle Zuwendung werden im Gehirn die so genannten Belohnungszentren aktiviert. Dadurch kommt es zu einer vermehrten Ausschüttung von Endorphinen, was ein Wohlgefühl in uns hervorruft. Dieses freudige Gefühl führt nun zu einer Erhöhung des Dopaminspiegels, welcher wiederum Belohnungsgefühle, Lust und Freude auslöst. In Anbetracht all dieser angenehmen Gefühle sind wir gerne bereit, weiter zu üben, ja, wir suchen sogar Herausforderungen, um noch besser zu werden.

Was geschieht aber, wenn wir negative Erfahrungen machen? Wir alle kennen das Gefühl, versagt zu haben, eine Aufgabe nicht befriedigend zu Ende gestellt oder eine Klassenarbeit verhauen zu haben. Zunächst sind wir mit uns selbst nicht im Reinen und unzufrieden. Das Kind ist nicht nur von sich selbst enttäuscht, sondern muss zusätzlich mit der Enttäuschung der Eltern, der Lehrer oder dem Spott der Klassenkameraden fertigwerden. Das macht die Situation noch schwieriger, und inzwischen macht sich auch der Körper bemerkbar. Mit »einem Stein im Magen« muss es sich eingestehen: »Das war nicht so gut, das hätte besser sein können.«

Anhand vielfältiger Experimente mit Tieren konnte innerhalb der letzten Jahre nachgewiesen werden, dass in unserem Gehirn neben den Belohnungszentren ebenso aktive Bestrafungsbahnen vorhanden sind. Diese Bahnen haben einen unmittelbaren vehementen Einfluss auf unser Verhalten, denn sie werden in erster Linie durch Adrenalin gesteuert, was sofort den Kampf-oder-Flucht-Reflex in Gang setzt. Dieser Reflex, der ausschließlich für das Überleben zuständig ist, verhindert augenblicklich, nachzudenken. Denn im entscheidenden Moment, wenn es tatsächlich nur ums Überleben geht, nimmt Nachdenken viel zu viel Zeit in Anspruch. Stattdessen bereitet sich unser Körper physisch darauf vor, entweder zu kämpfen oder zu fliehen. Der Blutdruck steigt, das Herz schlägt schneller, Muskeln und Sehnen werden verkürzt, um sprung- oder kampfbereit zu sein. Das Frontalhirn ist weniger durchblutet, die Hauptaktivität ist im Stammhirn, das für das Überleben zuständig ist. Dieser Zustand fühlt sich überhaupt nicht gut an, und wir wollen gerne verhindern, dass wir in Zukunft weitere Erlebnisse haben, die uns in einer solchen Weise einschränken. Bei der nächsten Klassenarbeit strengt sich das Kind besonders an – was möglicherweise schon der erneute Auslöser für eine Stresssituation sein kann, denn die Bestrafungszentren im Gehirn feuern wesentlich schneller als die Belohnungszentren.

Wenn man dies aus der Warte des Überlebens betrachtet, ist das auch das einzig Mögliche, denn die erste Prämisse des Gehirns lautet immer: »Sorge für das Überleben« (Dr. Charles Krebs und Jenny Brown, *Lernsprünge*). Das Tragische an der Geschichte ist: Unsere Gehirne haben noch nicht gelernt, dass Schul-, Arbeits- und Alltagsstress kein lebensbedrohlicher Zustand ist und nicht durch Kampf oder Flucht geregelt werden kann. Unter Stress ist unser Gehirn nicht voll leistungsfähig. Wenn wir deshalb Lernen so erfahren, dass wir keine positive Bestätigung erhalten, sondern die Bestrafungsbahnen aktiv werden, dann führt das über kurz oder lang zu Vermeidungsverhalten: Da jetzt die zweite Grundprämisse des Gehirns »Vermeide Stress!« zum Zuge kommt, ist es nicht möglich, die Herausforderung anzunehmen, denn Stress bedeutet erneute Ausschüttung von Adrenalin. Ein Kind sagt dann: »Lesen macht keinen Spaß!«

oder: »Mathe ist langweilig.« Eine andere beliebte Variante ist: »Die Lehrerin ist doof, die mag mich nicht!« Der Kreislauf beginnt von vorne, also sagt das Kind: »Ich habe keine Lust, das ist doof, lass mich in Ruhe!« In Wirklichkeit sagt es uns nur: »Ich kann diese Aufgabe nicht lösen, ich habe zu viel Stress damit!« Wenn wir verstehen, dass unser Kind sich nicht aus Faulheit oder bösem Willen sträubt, an Aufgaben heranzugehen, sondern weil es blockiert ist und selbst unter diesem Zustand leidet, fällt es uns leichter, es zu unterstützen und ihm da Hilfestellung zu geben, wo es nötig ist.

Wenn eine Lernblockade vorliegt, nützt es also nichts, den Stoff noch mal und noch mal zu büffeln, Texte x-mal zu lesen oder die Matheaufgaben immer wieder zu üben. Stattdessen müssen die Ursachen für die Blockaden herausgefunden werden. Denn sind diese erst einmal gefunden, gibt es auch eine Lösung.

Weitere Gründe für Lernblockaden

Wassermangel

Wenn Ihr Kind zu wenig trinkt oder Cola und Limonade bevorzugt, dehydriert der Körper. Die Kommunikation innerhalb des Gehirns und vom Gehirn zu den Empfängerorganen gerät ins Stocken. Der Denkprozess wird verlangsamt, Ihr Kind ist müde, schlapp und unkonzentriert.

Lösung: vor dem Lernen und währenddessen viel Wasser – am besten ohne Kohlensäure – trinken.

Fernsehen

Abgesehen vom Bewegungsmangel und einer Überfülle von Eindrücken fördern Bildschirme nur das zweidimensionale Sehen, weil die dritte Dimension Tiefe fehlt. Dadurch wird das räumliche Denken blockiert. Auswirkungen davon sind fehlende Koordination von Augen, Händen, Beinen und dadurch Probleme beim Lesen, Rechnen, Schreiben und Sport.

Lösung: Fördern Sie bei Ihrem Kind dreidimensionale Aktivitäten wie Herumtoben auf dem Spielplatz oder in der Natur und sportliche Betätigungen.

Ernährung

Manche Nahrungsmittel und viele Farb- und Konservierungsstoffe lösen eine Nahrungsmittelunverträglichkeit oder eine Allergie aus. Einseitige Ernährung, zu viel Zucker, Auszugsmehl, Cola und Limonade sowie Fertigprodukte mit Farb- und Konservierungsstoffen überfordern den Körper, er reagiert mit Verdauungsproblemen, Hyperaktivität, Aggressivität und Konzentrationsproblemen.

Lösung: Sorgen Sie für möglichst abwechslungsreiche und natürliche Nahrung und gemäßigten Zuckerkonsum.

Erwartungsdruck der Eltern

Eltern wollen das Beste für ihr Kind. Manchmal orientieren sie sich dabei vielleicht zu sehr an Gesellschaftswerten, statt vorhandende Fähigkeiten zu erkennen. Das Kind wird dadurch überfordert, es entstehen Stress und Angst zu versagen, was zu weiteren Blockaden führt. Die schulischen Leistungen sinken noch weiter ab.

Lösung: Eltern akzeptieren ihr Kind in seiner Einzigartigkeit und entdecken und fördern seine Fähigkeiten.

Angst und andere emotionale Probleme

Ihr Kind erlebt Situationen, in denen es zum Beispiel vor der ganzen Klasse bloßgestellt oder von seinen Klassenkameraden ausgelacht wird. Das negative Erlebnis »brennt« sich in Körper und Gehirn ein.

Durch Worte, Mimik, Gestik oder Körperhaltungen werden Gefühle, die mit altem verdrängtem Erleben assoziiert sind, ausgelöst. Das Kind wird in einer ähnlichen Situation gleich empfinden und sich ähnlich verhalten.

Lösung: Emotionale Stressreduzierung (siehe Seite 51 ff.)

Unfälle

Der Sturz vom Fahrrad oder ein Sportunfall »brennen« sich ebenfalls in Körper und Gehirn ein. In ähnlichen Situationen oder bei gleicher Körperhaltung werden sich Gehirn und Körper an das traumatische Erlebnis erinnern. Das Kind will sich dann unbewusst vor eventuellen Schmerzen schützen. Dadurch kann es sich nicht auf das Lernen konzentrieren, denn das Gehirn hat auf »Überleben« umgeschaltet.

Lösung: Körperliche und Emotionale Stressreduzierung (siehe Seite 51 ff.).

Auf den folgenden Seiten werden wir nach und nach näher auf die einzelnen Punkte eingehen.

Die drei Dimensionen des Lernens

Um die vielen aufeinander abgestimmten Bereiche des Gehirns zu veranschaulichen, nutzen wir das Modell der drei Dimensionen des Lernens von Dr. Paul Dennison, dem Begründer der Pädagogischen Kinesiologie. Laut seinem Modell unterscheiden wir zwischen der Rechts/Links-, der Oben/Unten- und der Vorne/Hinten-Dimension.

Genauso, wie wir uns von rechts nach links, von oben nach unten, von vorne nach hinten und umkehrt bewegen können, laufen auch die Informationen durch das Gehirn und vom Gehirn zum Körper in diesen drei Dimensionen. Wenn die Kommunikation innerhalb dieser Dimensionen und von einer Dimension zur nächsten optimal funktioniert, wird Lernen zu einer Erfahrung, die Neugierde weckt und Spaß macht. Leider wird diese Zusammenarbeit durch Stress immer wieder blockiert. Je nachdem, welche Dimensionen davon betroffen sind, wird uns der Zugang zu den entsprechenden Zimmern unseres Gehirnhauses erschwert.

Woran Sie die verschiedenen Blockaden erkennen

Je nachdem, welche Probleme Ihr Kind beim Lernen hat, zeigt sich, in welcher Dimension eine Kommunikationsstörung vorliegt.

Rechts/Links-Blockade

Blockaden zwischen der rechten und der linken Gehirnhälfte sind die häufigste Ursache für Lernstörungen und zeigen sich vor allem in Schwierigkeiten beim Lesen, Schreiben und Rechnen. Kommunikationsprobleme zwischen links und rechts erkennen Sie daran, dass Ihr Kind

- stockend liest: zuerst decodiert es die einzelnen Buchstaben, bevor es das Wort im Ganzen erkennt
- das Heft beim Schreiben nicht gerade vor sich legt, sondern weit nach rechts oder links schiebt
- Schwierigkeiten hat, richtig von der Tafel abzuschreiben
- Kreise oder Schleifen nur in eine Richtung, vor allem von links nach rechts, malt (zum Beispiel den Buchstaben »O« oder die Zahl »9«)
- Buchstaben wie »b« und »d« oder »p« und »q« verdreht
- Schwierigkeiten beim Rechnen, vor allem beim Lösen von Textaufgaben, hat
- links und rechts nicht unterscheiden kann
- keine Schleifen binden kann
- ein schlecht lesbares Schriftbild hat
- sich ungeschickt bewegt und sich öfter anstößt, zum Beispiel an der Tischkante
- keine Liegende Acht malen kann

Diese Übungen passen besonders gut zur Rechts/Links-Dimension: Türenöffner, liegende Acht, Gehirnaktivierer, Sauerstoffversorger, Sinneswecker (siehe Seite 85 ff.).

Oben/Unten-Blockade

Bei dieser Blockade geht es um das eingeschränkte Zusammenspiel von Cortex und limbischem System, das dem Zusammenspiel von Verstand und Gefühl entspricht. Betroffene Kinder werden zu einseitig entweder von ihrem Denken oder von ihrem Fühlen beherrscht.

Kommunikationsprobleme zwischen oben und unten erkennen Sie daran, dass Ihr Kind

- es einfach nicht schafft, aufmerksam zu sein
- seine Zeit vertrödelt und immer bei den Letzten ist
- körperlich träge und geistig schwerfällig ist
- unter Gleichaltrigen oft im Abseits steht
- ein Besserwisser ist
- beim Sitzen seine Füße um die Stuhlbeine wickelt
- entweder zu schnuddelig oder zu behäbig spricht
- schnell aus seinem inneren und äußeren Gleichgewicht zu bringen ist
- Dinge zu flüchtig erledigt oder zu lange dafür braucht
- Vorgänge zu langsam versteht
- unsicher ist und sich nichts traut oder zutraut
- altklug – für sein Alter zu rational – ist
- seine täglichen Aufgaben nicht in den Griff bekommt
- über alles endlos diskutieren will

Diese Übungen passen besonders gut zur Oben/Unten-Dimension: Wachmacher, Muntermacher, Balancierer, Ohrenspitzer, Energieregler 1, Energieregler 2 (siehe Seite 101 ff.).

Vorne/Hinten-Blockade

Wenn das Zusammenspiel von vorne/Konzentration und hinten/Entspannung blockiert ist, sind Kinder zu sehr auf eine Sache fixiert und verlieren dabei den Überblick.

Kommunikationsprobleme zwischen vorne und hinten erkennen Sie daran, dass Ihr Kind

- unflexibel ist
- es nicht abwarten kann, mit einer Sache endlich loszulegen
- sich nicht entspannen kann
- immer in Bewegung ist
- sich nicht am Unterricht beteiligt
- oft vor sich hin träumt
- sich überfordert fühlt und zu nichts mehr in der Lage ist
- hyperaktiv ist
- sich oft aggressiv verhält
- sensibel auf Stimmungen und Gefühle reagiert
- zu träge ist (»Null-Bock-Stimmung«)
- ein »Brett vorm Kopf« hat
- immer vorne mitmischen muss

Diese Übungen passen besonders gut zur Vorne/Hinten-Dimension: Zentrierer, Kreativitätswecker 1, Kreativitätswecker 2, Schönschreibhelfer, Nacken- und Schulterlockerer (siehe Seite 92 ff.).

Stress – wie er Leben und Lernfähigkeit beeinflusst

Einen Sieg zu erringen, eine Prüfung zu bestehen oder die Vorfreude auf ein besonderes Ereignis – das berauschende Gefühl, das solche Erlebnisse begleitet, kennt jeder. Das ist Stress in seiner positiven Form, Eustress genannt. Durch Eustress werden die Belohnungsbahnen des Gehirns aktiviert, was zu einer erhöhten Ausschüttung von Endorphinen führt. Dadurch hüpft unser Herz vor Aufregung, und wir können es kaum erwarten, eine bestimmte Situation zu erleben oder uns einer Herausforderung zu stellen. Diese Art von Stress wird als sehr angenehm empfunden und ist der Motor, der uns zu Höchstleistungen treibt.

Negativen Stress, Dystress genannt, erleben wir immer dann, wenn die Summe der Stressoren überhandnimmt und wir dadurch nicht mehr in der Lage sind, unsere Gehirnintegration aufrechtzuerhalten. So geht es Anton, wenn er morgens mal wieder zu spät aufgestanden ist, weil er abends zu lange vor dem Computer gesessen hat, dadurch keine Zeit mehr hatte, zu frühstücken oder wenigstens etwas zu trinken, auf den letzten Drücker in die Schule kam, kaum am Platz sitzt und schon an die Tafel gerufen wird. Bis zu diesem Punkt hätte er seinen Stress noch im Griff gehabt. Doch nun soll er das tun, wovor ihm am meisten graut, nämlich eine schwierige Textaufgabe lösen – da geht bei ihm gar nichts mehr! Denn sein Gehirn hat auf »Überleben« geschaltet, das heißt, die meiste Gehirnaktivität konzentriert sich im Moment auf das Stammhirn. Dadurch sind das Frontalhirn und die Stirnlappen, auf die er für bewusstes und planmäßiges Handeln zugreifen müsste, weniger durchblutet. Die Verbindung zwischen linker und rechter Gehirnhälfte, die durch das Corpus callosum aufrechterhalten wird, ist blockiert. Antons Puls schlägt schneller, er fängt an zu schwitzen, seine Muskeln und Sehnen verkürzen sich, denn sein Körper bereitet sich auf Kampf oder Flucht vor. Jetzt wünscht er sich, dass sich im Fußboden flugs ein Türchen öffnete und er darin verschwinden könnte. Aber das ist genauso undenkbar wie die Vorstellung, den Lehrer k.o. zu schlagen. Stattdessen steht er wie gelähmt und mit einem Kloß im Hals vor der Tafel und muss seine ganze Kraft aufbringen, um die Kontrolle über sich zu behalten. Innerlich ärgert er sich über sich selbst, schämt sich vor seinen Klassenkameraden, fürchtet den Tadel des Lehrers und fühlt sich kreuzelend.

Wer wäre jetzt noch in der Lage, Textaufgaben zu lösen?

Negative Stressfaktoren

In unserem Leben und im Leben unserer Kinder gibt es Stressfaktoren, die uns bewusst sind oder auch nicht, die wir als veränderbar oder unveränderbar empfinden. Dazu zählen:

- zu hohe Anforderungen oder Erwartungen
- Streitereien innerhalb und außerhalb der Familie

- Veränderungen im persönlichen Bereich, wie z. B. Schulanfang oder Schulwechsel
- Prüfungsangst
- Aggressivität in der Schule
- Schwierigkeiten mit Lehrpersonen
- Trennung der Eltern
- Zeitdruck
- Umzug
- schlechte Ernährung
- zu wenig Schlaf
- zu wenig Bewegung
- zu viel Fernsehen oder Computerspiele
- Elektrosmog (Handy, Fernseher, Computer)
- Lärmbelästigung
- visuelle Überreizung
- Umweltgifte
- Smog
- negative Erwartungen: »Ich kann es doch nicht.«
- Vorurteile und Wertungen
- unangenehme Gefühle, wie Angst, Wut, Enttäuschung, Ärger, Kummer, Neid oder Eifersucht
- Gesichter, Stimmen und Farben, weil diese mit unangenehmen Erinnerungen verknüpft sind

Meist entscheiden erst die Summe und Häufigkeit aller Einflüsse sowie die Kontrolle darüber, ob der negative Dystress eintritt. Wenn allgemeine und persönliche Stressoren einfach zu viel werden, kommt es zu gesundheitlichen Störungen und zu Lernproblemen.

Sobald das Stammhirn unter Stresseinfluss die Kontrolle übernimmt, werden enorme Muskelkräfte mobilisiert, damit der Körper für die Kampf- oder Fluchtreaktion bereit ist. Dieser Mechanismus ist ein genetisches Erbe aus Urzeiten, in denen schnelles Handeln noch über Leben oder Tod entschied. Sobald wir in diesen Zustand geraten, sind wir nicht mehr in der Lage, vernünftig zu denken oder Lösungsmöglichkeiten zu finden. Wir reagieren nur noch, wollen »unser Leben retten«.

Doch was macht man in der heutigen Zeit mit den mobilisierten Kräften? Darf Ihr Kind seine Klassenkameraden oder den Lehrer ohrfeigen, wenn es sich emotional angegriffen fühlt (Kampf)? Darf es aus dem Schulzimmer laufen, wenn es vor der Klasse stehen und ein Gedicht aufsagen soll, sich jedoch nicht dazu in der Lage fühlt und vielleicht rot vor Scham wird (Flucht)? Beide Möglichkeiten sind keine Lösung, also richtet sich der Überschuss an Energie gegen das Kind selbst und äußert sich zum Beispiel in Form von verspannten Muskeln oder Bauchschmerzen. Je öfter ein Kind solche Situationen erlebt, desto mehr stellt es sich selbst in Frage: »Wieso kann gerade ich keine Textaufgaben?« oder »Bin ich dümmer als die anderen?« Es zweifelt an seiner Intelligenz und verliert immer mehr sein Selbstvertrauen. Dabei fehlt es ihm nicht an Intelligenz, sondern seine Gehirnintegration ist in Bezug auf ein bestimmtes Thema blockiert! Das Tragische daran ist: Das Kind hat zu Hause stundenlang gelernt, hat alles gewusst, als es das aber in der Schule unter Beweis stellen sollte, war der Erwartungsdruck so hoch, dass der dadurch entstandene Stress mal wieder für ein Blackout sorgte. Häufen sich diese Erfahrungen, ist es nicht verwunderlich, wenn das Kind die Lust am Lernen und an der Schule verliert.

Wenn solche Erlebnisse nicht aufgearbeitet werden, prägen sie sich tief im Unbewussten ein. In der nächsten Situation, die der vergangenen nur annähernd ähnelt, prüft die Amygdala (Teil des limbischen Systems) den emotionalen Gehalt sowie den Einfluss dieser Situation auf das Überleben. Erkennt die Amygdala eine Bedrohung für das (emotionale) Überleben, dann leitet sie sofort den Kampf- oder Fluchtreflex ein. Somit ist das Kind nicht in der Lage, eine kreative Lösung für verändertes Verhalten zu finden. Es greift automatisch auf alte Verhaltensweisen zurück, ob diese nun angemessen sind oder nicht. Dadurch kann es passieren, dass es immer wieder die gleichen Fehler macht, obwohl es sich vielleicht unzählige Male vorgenommen hat, es beim nächsten Mal besser zu machen.

Was tun in Stresssituationen?

Wir können uns die Welt nicht immer so einrichten, wie sie für uns am angenehmsten wäre. Wir müssen täglich unangenehme Nachbarn, hohe Preise, Schreckensmeldungen in den Nachrichten, Verkehrsstaus, launische Kollegen oder quengelnde Kinder akzeptieren. Genauso muss Ihr Kind sich mit ungeliebten Lehrern oder Lehrerinnen abfinden, mit dem Schulkameraden, der immer wieder den Unterricht stört, mit ewig nörgelnden Eltern oder seinen Geschwistern, die laut spielen, während es noch Hausaufgaben machen muss.

Wir können die Gegebenheiten im Außen nicht verändern. Das Einzige, worauf wir Einfluss haben, ist unsere Einstellung dazu. Denn die Einstellung ist dafür verantwortlich, ob Ihr Kind gerne in die Schule geht oder ob es sagt: »Keinen Bock auf Schule!« Mit der richtigen Einstellung wird Schule nicht zur Qual, sondern zu einem Platz, an dem Neugierde gestillt wird und an dem es Freunde treffen kann.

Emotionale Stressreduzierung

Sobald wir unter Stress stehen, schaltet der größte Teil unseres Gehirns ab, und wir haben nur noch Zugang zu dem Teil, in dem alte Verhaltensmuster gespeichert sind. Um diese oft überholten oder lästigen Muster zu durchbrechen, legen wir unsere Hand auf die Stirn, um die Stirnbeinhöcker zu berühren. Die beiden Höcker liegen oberhalb der Augen, ungefähr auf halber Strecke zwischen Augenbrauen und Haaransatz. Sie haben einen Bezug zum neurovaskulären System – dem Blutsystem –, und in dem Moment, wo wir sie für eine Weile berühren, gelangt vermehrt Blut in die Frontal- und Hinterhauptlappen. Sind diese Regionen wieder ausreichend mit Blut und Energie versorgt, kann uns »ein Licht aufgehen«, und wir können Problemlösungen und neue Verhaltensmöglichkeiten entdecken.

Sie können diese Emotionale Stressreduzierung bei Ihrem Kind (oder sich selbst) immer dann machen, wenn es

- aufgeregt, nervös oder hyperaktiv ist
- Angst vor einer Klassenarbeit (oder irgend einer anderen Situation wie Zahnarztbesuch, Schulwechsel oder lautem Vorlesen) hat

- nicht einschlafen kann, weil ihm zu viele Dinge durch den Kopf gehen
- dazu neigt, unter Stress nur zu agieren, statt nachzudenken
- das Gefühl hat, dass ihm die Antwort auf eine Frage »auf der Zunge liegt«, das Kind sie aber nicht aussprechen kann
- Bauchschmerzen aufgrund von Kummer oder Ängsten hat

Wie die Emotionale Stressreduzierung funktioniert

Am besten legt sich Ihr Kind bequem aufs Bett. Berühren Sie mit einer Hand die Stirn Ihres Kindes, in der anderen Hand halten Sie seinen Hinterkopf. Jetzt denkt es an eine bestimmte Situation, vor der es Angst hat, zum Beispiel an ein bevorstehendes Diktat. Gehen Sie mit ihm diese Situation gedanklich durch, um den emotionalen Stress auf das Ereignis zu reduzieren. Dazu stellt sich Ihr Kind die Situation zuerst so negativ wie möglich vor. Helfen Sie ihm, alles mit einzubeziehen, was im schlimmsten Fall passieren könnte, und arbeiten Sie mit allen Sinnen:

- Was sieht Ihr Kind? Das Klassenzimmer, die Lehrerin/den Lehrer, die Klassenkameraden, sich selbst auf seinem Platz sitzend, das Heft, in das es schreibt, die Buchstaben der Worte, die es schreibt …
- Was hört Ihr Kind? Die Stimme der Lehrerin/des Lehrers, seine eigene innere Stimme (»Ich weiß nicht mehr, wie das Wort geschrieben wird.« »Ich kriege bestimmt wieder eine fünf.«), Geräusche im Klassenzimmer (das Ticken der Uhr, das Rascheln von Papier), Geräusche von draußen (Hundegebell, vorbeifahrende Autos) …

- Was fühlt Ihr Kind? Emotional: Angst zu versagen, Panik, Freude ... Körperlich: zitternde oder schwitzende Hände, Kloß im Hals, Bauchschmerzen ...
- In manchen Situationen passt es zusätzlich, zu fragen: Was riecht oder schmeckt Ihr Kind? Wenn es zum Beispiel Angst vor dem Schwimmunterricht hat, könnte es das Chlor im Wasser sein oder in anderen Situationen die Tränen, die ihm in den Mund laufen.

Nachdem Sie das bevorstehende Diktat mit Ihrem Kind gedanklich durchgespielt haben, kommt der zweite Teil: Es lässt den Stress los, indem es sich vorstellt, dass es

- seine unangenehmen Gefühle und Erwartungen in einen Luftballon füllt, den es anschließend weit weg fliegen lässt
- sich (in seiner Vorstellung oder auch real) unter die Dusche stellt und der ganze Ärger weggewaschen wird
- seine Ängste durch die Füße tief in die Erde fließen lässt und dass an anderer Stelle etwas Schönes daraus erwächst
- in einen See oder ins Meer springt und nach dem Auftauchen von allen Sorgen sauber gewaschen ist

Natürlich kann es sich auch etwas ganz anderes vorstellen, das ihm gefällt und ihm das Gefühl gibt, seine Probleme losgelassen zu haben.

Nun kommt der dritte Teil: Sie spielen mit Ihrem Kind das Diktat gedanklich so durch, wie es idealerweise ablaufen soll, und auch hierbei beziehen Sie alle Sinne mit ein.

Wie die Emotionale Stressreduzierung wirkt

Wenn Sie mit Ihrem Kind diese Entstressungsmethode durchführen, beachten Sie bitte, dass

- in der Fantasie alles erlaubt ist
- es ein »Horrorszenario« aufbaut, bei dem es sich alles vorstellt, wovor es sich fürchtet und was das Schlimmste wäre, das passieren könnte
- sich Ihr Kind nicht begrenzen soll (z.B. »Ich bekomme ja doch nie eine Eins.«)
- es sich wirklich traut, alles vor seinem inneren Auge zu sehen, was es sich wünscht

Während Ihr Kind sich die Situation negativ vorstellt, reagiert sein Körper so, als würde es sich bereits in der Situation befinden. Das Unterbewusstsein kann nicht zwischen Schein und Wirklichkeit unterscheiden. Zum besseren Verständnis machen Sie doch mal ein kleines Experiment: Stellen Sie sich vor, Sie würden sich mit einer Freundin zu einem Plausch in einem Lokal treffen. Sie beide sind gut gelaunt, genießen den Abend, bekommen irgendwann ein wenig Hunger und bestellen sich eine leckere cremige Suppe. Während Sie zusammen lachen und sich unterhalten, löffeln Sie Ihr Karotten-Rahmsüppchen aus und genießen die riesige Portion in der hübschen weißen Terrine. Auf einmal stoßen Sie mit Ihrem Löffel auf etwas Festes. »Hm? Was ist denn da noch Nettes drin?«, freuen Sie sich. Als Sie neugierig den Löffel aus der Terrine heben, liegt mitten in der vom Löffel tropfenden Suppe eine winzige tote Maus!

Wie fühlen Sie sich, wenn Sie diese Zeilen lesen? Ekeln Sie sich ein wenig? Schütteln Sie sich? Ja? Dann hat Ihr Körper wunderbar auf etwas reagiert, was sich lediglich in Ihrem Kopf abgespielt hat. Genauso ist es, wenn Sie sich eine zukünftige oder vergangene, Sie stressende Situation vorstellen.

Bei der positiven Vorstellung wird der Stress, der auch hierbei entstehen kann, abgebaut. Ihr Kind wird ruhiger, entspannter, gelassener sein und sich sicherer fühlen. Aber vor allem wird es sich seines Zieles bewusst werden und zumindest schon mal in seiner Vorstellung durchleben, wie es aussehen, sich anhören und anfühlen kann, erfolgreich zu sein.

Beispiel:
Während Philipps Mutter Stirn und Hinterkopf ihres Sohnes hält, gehen sie folgende Situation durch:

➘ Teil 1
Philipp wacht morgens auf. Als Erstes schießt ihm der Gedanke durch den Kopf, dass er heute ein Diktat schreiben muss, und ihm wird ganz schlecht vor Aufregung. Mit hängendem Kopf steht er auf, geht ins Bad, lässt sein Frühstück stehen, weil er nichts hinunterkriegt, und trottet mit einem drückenden Gefühl im Bauch in die Schule. Als die Lehrerin die Hefte austeilt, hat er das Gefühl, dass sie ihn besonders kritisch anschaut, als würde sie denken: »Der kann ja eh nichts.« Sie beginnt zu diktieren, und während Philipp versucht, die Worte richtig zu verstehen und in Buchstaben umzusetzen, verschwimmen Heft und Schrift vor seinen Augen. Seine Finger fangen an zu schwitzen und krampfen sich immer mehr um den Stift. Das drückende Gefühl

im Magen rutscht langsam hoch zum Hals und macht sich dort immer breiter. Er versucht, den Worten der Lehrerin zu folgen, kommt mit dem Schreiben aber nicht nach, und eine Stimme in seinem Kopf sagt immer wieder: »Du kannst es nicht. Du kannst es nicht. Du kannst es nicht.« So quält Philipp sich durchs Diktat, während er immer weniger mitbekommt. Er schreibt Worte, streicht sie wieder durch, schreibt sie von Neuem hin und wird dabei immer unsicherer und zappeliger. Zum Schluss fühlt sich sein Kopf an wie Watte, und am liebsten würde er davonlaufen.

➘ Teil 2

Philipp stellt sich vor, wie er seine negativen Bilder und Gefühle aus dem Körper laufen lässt: Er jagt mit einem Schlauch Wasser durch seinen Körper, um selbst das versteckteste Horrorgefühl aufzuspüren und rauszuspülen.

➘ Teil 3

Während Philipps Mutter immer noch seinen Kopf hält, stellt er sich vor, wie er morgens aufwacht und, gut gelaunt ein Liedchen pfeifend, im Bad verschwindet. Beim Frühstück freut er sich schon darauf, in die Schule zu kommen und sich mit seinen Freunden zu treffen. Als die Lehrerin die Diktathefte austeilt, zwinkert sie ihm freundlich zu. Philipp fühlt sich ganz sicher. Er weiß, dass er genug gelernt hat, und beim Üben des Diktats zu Hause konnte er sich an jedes einzelne Wort erinnern. Jetzt wird es genauso gut klappen. Die Lehrerin beginnt zu diktieren, Philipp hört deutlich jedes Wort, und sofort taucht es vor seinem inneren Auge auf, und er erinnert sich, wie es geschrieben wird. Er kommt mit dem Tempo, das seine Lehrerin vorgibt, locker mit,

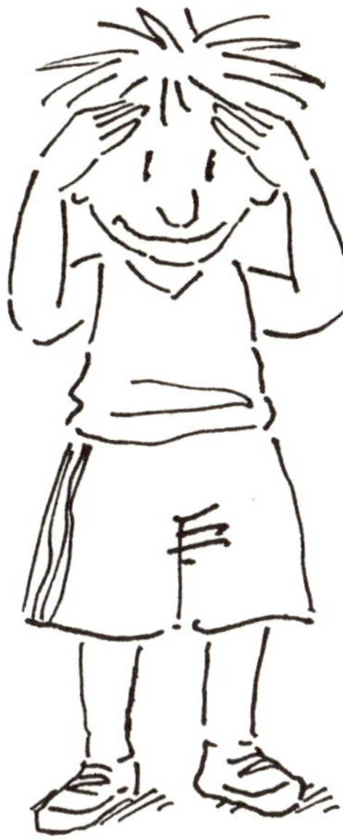

Emotionale Stressreduzierung

und als das Diktat zu Ende ist, ruft seine innere Stimme: »Yippie! Ich habe bestimmt alles richtig!«

Wenn Sie wissen, dass Ihr Kind in der nächsten Woche ein Diktat schreiben wird, ist es sinnvoll, diese Übung mehrmals durchzuführen, bis auch das letzte Restchen Stress verflogen ist. Wenn Sie diese Stressreduzierung abends vor dem Einschlafen mit Ihrem Kind machen, kann es entspannt wegschlummern, und sein Unterbewusstsein wird sich mit der angenehmen Vorstellung – nämlich gute Diktate zu schreiben – beschäftigen.

Wenn Sie mögen, können Sie diese Übung öfters abends vor dem Schlafengehen machen, um den Alltagsstress abzubauen.

Natürlich können Sie sich Stirn und Hinterkopf auch selbst halten, um den Stress gegenüber kommenden Situationen abzubauen. Wenn Sie gerade in einer akuten Situation stecken – zum Beispiel haben Sie sich über etwas geärgert, oder Sie führen ein unangenehmes Telefonat –, dann reicht es aus, wenn Sie lediglich die Punkte auf der Stirn halten. Legen Sie den Daumen auf den einen Stirnbeinhöcker und Zeige- und Mittelfinger auf den anderen. Halten Sie die Punkte, bis der Stress verschwunden ist.

Vergangenen Stress loslassen

Wenn Ihr Kind mit Schrecken an die nächste Klassenarbeit denkt, kann das daran liegen, dass es die letzte »verhauen« hat. Durch negative Erwartungen kann es passieren, dass die kommende Arbeit genauso schlecht ausfällt wie die vorherige. Hat Ihr Kind einmal einen Unfall erlebt? Ist es die Treppe heruntergestürzt oder vom Fahrrad gefallen? Wurde es vom Hund gebissen oder von Mitschülern misshandelt? Egal, wie lange solch ein Ereignis zurückliegt: In seinem Gehirn ist die Erinnerung daran gespeichert.

Sobald es in einer neuen Situation unbewusst an das alte Erlebnis anknüpft, wird es diese neue und – von außen betrachtet – vielleicht völlig harmlose Situation als Bedrohung empfinden und versuchen, sich davor zu schützen. Nun ist es nicht mehr in der Lage zu lernen, denn in diesem Moment »kämpft es ums Überleben«.

Um den Stress auf solche Erinnerungen abzubauen und Ihr Kind von blockierenden Erwartungen zu befreien, können Sie mit ihm ebenfalls die Emotionale Stressreduzierung durchführen. In diesem Fall stellt Ihr Kind sich die vergangene Situation in allen Einzelheiten vor. Es lässt vor seinem inneren Auge sozusagen »einen Film ablaufen« und bezieht auch wieder alle anderen Sinne – wie zuvor beschrieben – mit ein. Gehen Sie mit Ihrem Kind die Situation nur so weit durch, wie es das zulässt. Manchmal ist es nötig, sehr stressreiche Situationen stückchenweise immer wieder durchzuspielen, bis auch der letzte Rest an negativen Emotionen wie Angst oder Enttäuschung beseitigt ist. Denken Sie auch hier daran, dass es den neu aktivierten Stress loslassen soll, indem es sich zum Beispiel vorstellt, dass es alles Negative in einen Luftballon steckt, den es ganz weit weg fliegen lässt.

Körperliche Stressreduzierung

Wie Ihr Kind ein Schockerlebnis emotional verarbeiten kann, haben Sie im vorangegangenen Abschnitt gelesen. Doch was ist mit der Erinnerung, die sich in seinem Körper gespeichert hat? Sobald Ihr Kind die gleiche Körperhaltung einnimmt wie bei seinem Fahrradsturz – zum Beispiel im Sportunterricht –, wird es sich ebenfalls auf einer unbewussten Ebene an diese vergangene Situation erinnern und in seinem Lernverhalten blockiert sein. Aber auch hierfür gibt es eine Lösung:

Stressbefreiung

➘ Teil 1

Lassen Sie Ihr Kind schrittweise dieselben Positionen einnehmen wie bei dem Sturz. Halten Sie ihm Stirn und Hinterhaupt, wie zuvor beschrieben. Dann soll es das Ereignis – in diesem Fall den Fahrradsturz – vor seinem inneren Auge wie einen Film in Zeitlupeneinstellung ablaufen lassen und währenddessen die jeweilige Körperhaltung einnehmen: 1. Es sitzt auf dem Fahrrad. 2. Es kippt ein Stückchen nach vorne. 3. Es kippt noch ein Stückchen weiter nach vorne und zur linken Seite. 4. Es kippt noch weiter nach links, seine Hände krampfen sich um den Lenker. 5. Es kippt wieder ein Stückchen weiter nach links. 6. Noch ein Stückchen. 7. Noch ein Stückchen. 8. Es landet mit der Hüfte auf dem Boden. 9. Es landet mit der Schulter auf dem Boden. 10. Das Fahrrad fällt auf seinen Knöchel. 11. Das Fahrrad landet auf seiner rechten Körperseite … Spielen Sie diese Erinnerung so ausführlich wie möglich durch, während Sie die ganze Zeit über Stirn und Hinterkopf bei Ihrem Kind berühren, um den erinnerten Stress abzulösen.

➘ Teil 2

Während Sie nochmals Stirn und Hinterkopf Ihres Kindes halten, soll es für jeweils ungefähr eine Minute mit seinen Händen die verschiedenen Stellen seines Körpers berühren, an denen es sich damals verletzt hatte.

Das trägt dazu bei, auch den im Körper verankerten Stress aufzulösen.

Visuell, auditiv, kinästhetisch … Welchen Lernstil bevorzugt Ihr Kind?

Nervt es Sie, wenn Sie mit Ihrem Kind sprechen und es Ihnen dabei nicht in die Augen, sondern lieber an die Decke oder zum Boden schaut? Ist es Ihnen ein Rätsel, dass Ihr Kind trotz laufender

Musik wunderbar abschreiben kann? Wundern Sie sich darüber, dass es beim Vokabelnlernen durchs Zimmer läuft? Wir Menschen lernen auf unterschiedliche Weise. Manche brauchen Bilder und sehen Filme vor ihrem inneren Auge. Andere verstehen vor allem durch das, was ihnen erzählt wird. Wieder andere nehmen den Lernstoff am leichtesten auf, wenn sie sich dabei bewegen dürfen. Die Entdeckung der Hintergründe, auf welche verschiedenen Arten – visuell, auditiv, kinästhetisch – wir lernen, verdanken wir den Begründern des NLP. Diese Methode wurde in den 70er Jahren von dem Mathematiker und Psychologen Richard Bandler und dem Linguistik-Professor John Grinder begründet. NLP bedeutet Neurolinguistisches Programmieren. Mit »Neuro« ist das Nervensystem gemeint und die Art, wie wir unsere Sinneseindrücke (sehen, hören, fühlen, riechen, schmecken), unsere Gedanken und Vorstellungen bewusst und unbewusst umsetzen; »linguistisches« bezieht sich auf die Sprache. Damit ist das äußere Kommunizieren mit Worten, Augen, Gesten und Körperhaltung gemeint, aber auch der innere Dialog. Mit »Programmieren« bezeichnet man die Art, wie wir unsere Verhaltensmuster unbewusst gestalten und wie wir diese erkennen sowie verändern können. Im NLP lernen wir, alle unsere Sinne zu aktivieren und unsere Gedanken und Erfahrungen zu erweitern. Dadurch finden wir Zugang zu unseren Ressourcen und verfügen über neue Wahlmöglichkeiten, diese Fähigkeiten zu leben.

Um zu erkennen, welchen Lernstil Ihr Kind bevorzugt, beobachten Sie, wohin sich seine Augen bewegen, wenn es spricht, nachdenkt oder Ihnen zuhört. Denn je nachdem, in welchem Wahrnehmungsbereich es sich befindet, bewegen sich seine Augen in die entsprechende Richtung. Ein Kind, das viel nach oben schaut – egal, ob nach links oder rechts –, bevorzugt seine visuellen Wahrnehmungskanäle. Es nimmt seine Welt vor allem über das Sehen wahr. Es ruft Bilder aus der Vergangenheit ab, wenn es sich an etwas erinnert. Genauso ruft es das Bild eines bestimmten Wortes ab, wenn es sich daran erinnern will, wie es geschrieben wird. Für den auditiven Typ ist das, was er hört, von größter Bedeutung für sein Lernen. Er erinnert sich am besten, indem er sich den Klang des Gesprochenen vorstellt. Seine Augen bewegen sich vor allem nach links oder rechts. Das Kind, das die Welt hauptsächlich durch Gefühle erkennt oder vergangene Situationen durch damit gespeicherte Empfindungen erinnert, wird seinen Blick oft nach unten richten.

Diese Augenbewegungen werden im NLP als Zugangshinweise bezeichnet. An der Augenstellung Ihres Kindes können Sie ablesen, in welchem Bereich es gerade einen Informationszugang sucht.

Die verschiedenen Augenzugangshinweise

Wichtig: Bitte beachten Sie, dass die verschiedenen Hinweise sich auf die *Augenstellungen aus Sicht Ihres Kindes* beziehen.

Beobachten Sie Ihr Kind, wenn es spricht, nachdenkt, sich erinnert oder Ihnen zuhört, um seine nonverbalen Zugangshinweise zu erkennen. Dadurch finden Sie heraus, welche Art von Informationsverarbeitung es bevorzugt: Ist es eher ein visueller, auditiver oder kinästhetischer Typ? Sobald Sie erkannt haben, welchen Bereich Ihr Kind bevorzugt, können Sie sein Verhalten leichter einschätzen.

Der visuelle Typ

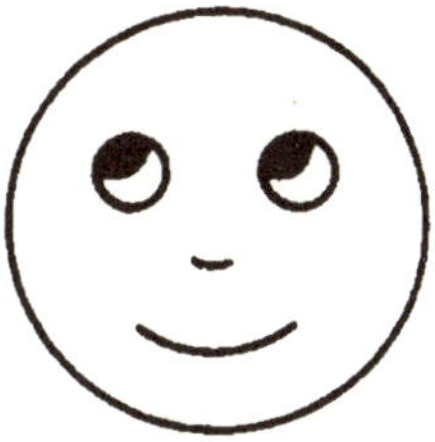

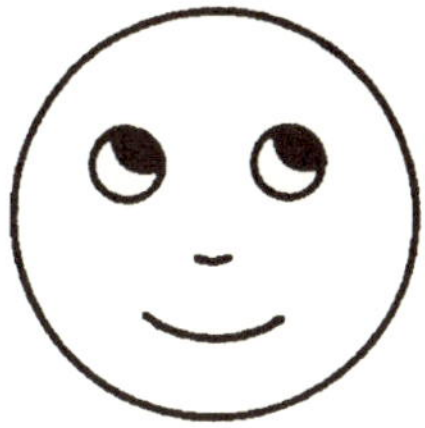

Ihr Kind schaut nach rechts oben:
visuell konstruierte Bilder
Bilder, die es noch nie gesehen hat

Ihr Kind schaut nach links oben:
visuell erinnerte Bilder
Bilder, die es aus der Vergangenheit kennt

Der auditive Typ

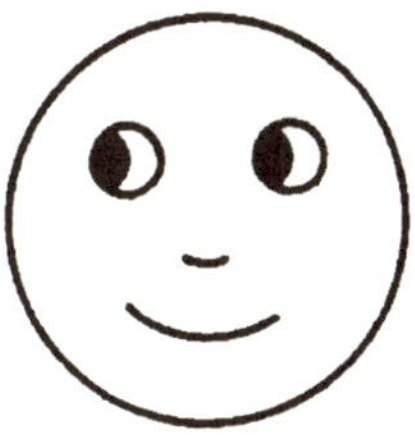

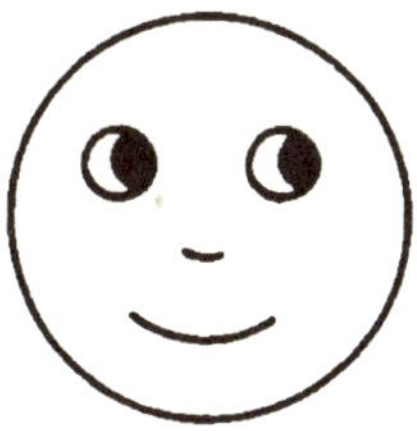

Ihr Kind schaut nach Mitte rechts:
konstruierte Klänge, Worte und Geräusche, die es bisher noch nicht gehört hat

Ihr Kind schaut nach Mitte links:
erinnerte Klänge, Worte und Geräusche, die es aus der Vergangenheit kennt

Der kinästhetische Typ

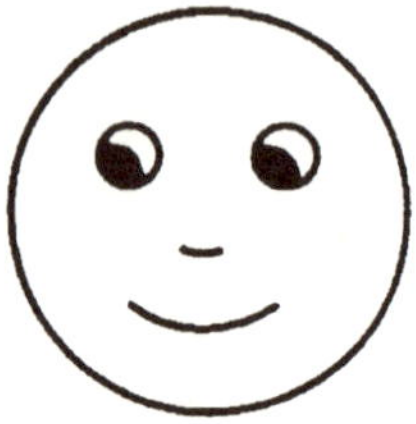

Ihr Kind schaut nach unten rechts: Hier hat es Zugang zum kinästhetischen Bereich = Gefühle und Körperempfindungen

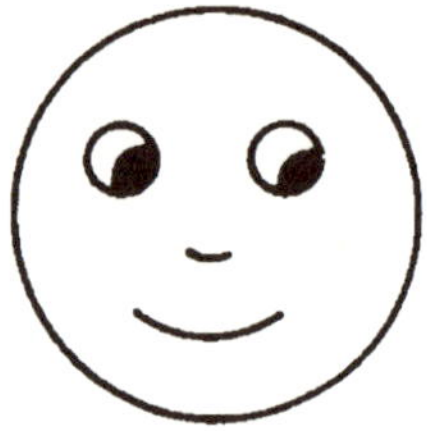

Ihr Kind schaut nach unten links: Hier hat es Zugang zu seinen inneren Dialogen

An der Decke steht es geschrieben

Wenn Sie mit Ihrem Kind sprechen und es seine Augen dabei vor allem nach oben richtet, muss das nicht bedeuten, dass es unaufmerksam oder gelangweilt ist. Es erinnert sich vielleicht gerade an Bilder, die es mit dem von Ihnen Erzählten in Verbindung bringt. Sobald wir das wissen, verliert der Satz »An der Decke steht die Antwort nicht geschrieben!« seine Gültigkeit. Denn genau dort steht es eben geschrieben, wenn Ihr Kind seine Augen beim Erinnern nach oben bewegt! Wenn Ihr Kind einen guten Zugang zu seiner visuellen Erinnerung hat, nutzt es diesen immer dann, wenn es darum geht, zu wissen, wie ein bestimmtes Wort geschrieben wird, wie eine Rechenformel aussieht oder wenn es sich vorstellen soll, an welcher Stelle auf der Landkarte

Italien liegt. Wie Ihr Kind seinen visuellen Lernstil aktivieren kann, lesen Sie auf Seite 101 f.

Obwohl wir einen Sinneskanal bevorzugen, zum Beispiel den visuellen, nutzen wir natürlich auch die andern Kanäle (hören, fühlen, riechen und schmecken), um unsere Welt wahrzunehmen und einzuordnen. Ab dem Alter von ungefähr elf Jahren favorisieren wir jedoch einen Sinneskanal und nutzen diesen, oft gepaart mit einem zweiten, öfter als die anderen. In unserem Schulsystem werden durch den Frontalunterricht vor allem der visuelle und der auditive Sinneskanal angesprochen. Wer vorwiegend über die Bewegung und das Tun lernt, kann den Lernstoff sehr viel schwerer aufnehmen und umsetzen als der visuelle und der auditive Lerntyp.

Visuell, auditiv, kinästhetisch (sehen, hören, fühlen)

Abgesehen von den nonverbalen Hinweisen können Sie auch über die Sprache Ihres Kindes ganz leicht herausfinden, welchen Sinneskanal es bevorzugt. Natürlich kann es für Sie selbst ebenfalls spannend sein, zu erkennen, welchen Sinnen Sie den Vorrang geben.

Beispiele für typisch visuelle Wortwahl:

sehen
sich ein Bild machen
vorstellen
blicken

beobachten
Klarheit gewinnen
offenbaren
Einblicke gewähren
einsichtig sein
sichtbar
überschaubar
unübersehbar
nachsichtig
vorausschauend
Durchblick
Überblick
Illusion
Ausstrahlung
Ich kann mir das nicht länger mit ansehen.
Ich tappe immer noch im Dunkeln.
Zeig mal, was du kannst.
Davon habe ich nur eine verschwommene Vorstellung.
Jetzt habe doch mal ein Einsehen.
Kannst du dir vorstellen, was ich meine?
Sieht aus, als wäre das richtig.
Ich blicke (nicht) durch.
Ich kann mich dunkel erinnern.
Jetzt geht mir ein Licht auf!

Beispiele für typisch auditive Wortwahl:

sagen
poltern

rufen
seine Ruhe haben
Bohnen in den Ohren haben
erklingen
aufs Wort gehorchen
eine Stecknadel fallen hören
Süßholz raspeln
das Gras wachsen hören
laut
leise
unüberhörbar
schrill
musikalisch
betäubend
sprachlos
stumm wie ein Fisch
taube Nuss
Radau
Ich habe schon viel darüber gehört.
Das hört sich komisch an.
Das Thema klingt viel versprechend.
Sitzt du auf den Ohren?
Das macht mich sprachlos.
Wir sind auf der gleichen Wellenlänge.
Leih mir dein Ohr.
Da haben mir die Ohren geklingelt.
Ins eine Ohr rein, zum anderen Ohr raus.
Jetzt hör mal richtig hin!

Beispiele für typisch kinästhetische Wortwahl:

im siebenten Himmel schweben
sich fallen lassen
in Angriff nehmen
mit beiden Füßen auf dem Boden stehen
sich geborgen fühlen
begreifen
in den Händen kribbeln
Druck
Spannung
im Schweiße seines Angesichts
einfühlsam
sanft
Mir schlägt das Herz bis zum Hals.
Gleich dreht sich mir der Magen um.
Mir schlottern vor Angst die Knie.
Dafür kann ich meine Hand ins Feuer legen.
Ich habe das Testergebnis mit Spannung erwartet.
Damit kann ich gut umgehen.
Da lacht das Herz.
Mein Gefühl sagt mir, dass es eine gute Arbeit war.
Die Spannung im Raum war greifbar.
Die Verantwortung lastet schwer auf meinen Schultern.

Olfaktorisch und gustatorisch (riechen und schmecken)

Natürlich gibt es in der Schule wenige Möglichkeiten, über die Sinne riechen oder schmecken zu lernen, mal abgesehen vom Chemie- oder Kochunterricht. Der Vollständigkeit halber möchten wir dennoch ein paar Beispiele zu diesen beiden Bereichen nennen.

Beispiele für typisch olfaktorische Wortwahl:

die Nase rümpfen
eine lange Nase machen
schnuppern
einen guten Riecher haben
auf die Nase fallen
müffeln
unter die Nase reiben
verduften
duftend
frisch
geruchlos
ätzend
naseweis
Duft der großen weiten Welt
Mir stinkt's in der Schule!
Steck die Nase nicht überall rein!
Das riecht nach Ärger.
Ich habe Lunte gerochen.
Ich kann dich nicht riechen!
Dort war eine muffige Atmosphäre.

Beispiele für typisch gustatorische Wortwahl:

schlürfen
probieren
schmatzen
sich laben
zum Fressen gern haben
einen guten Geschmack haben
den Mund voll nehmen
schmecken
auf der Zunge zergehen lassen
saftig
mild
herb
bitter
heiß
kalt
süß
sauer
lecker
geschmacklos
Mir läuft das Wasser im Mund zusammen.
Das war eine bittere Erfahrung.
Ich bin sauer.
Mir kommt vor Ärger die Galle hoch.
Die Sache schmeckt mir nicht.
Das könnte ein fauler Kompromiss sein.

Skizzieren, diskutieren oder experimentieren?

Wenn Ihr Kind den visuellen Lernstil bevorzugt,

- nimmt es Informationen vor allem mit den Augen auf
- löst in seinem Kopf ein Bild das nächste ab
- arbeitet es genau und ordentlich, ist ihm eine schöne Schrift wichtig
- führt es eine bunte und bildhafte Sprache
- erinnert es sich leicht an Details
- liest es gerne (Leseratte!)
- fällt es ihm leicht, nach Plan zu bauen (z. B. Lego oder Fischer-Technik)
- liebt es Puzzles und Memory
- neigt es zu hochgezogenen Schultern und zu zurückgelehntem Kopf
- spricht es schnell und hoch

Dann ist es für Ihr Kind wichtig, dass es zum leichteren Lernen

- Bilder, Grafiken, Skizzen, übersichtliche Tabellen, Mind-Maps, Lernkarteien zur Verfügung hat
- Informationen aufschreibt oder Bilder/Skizzen malt
- Ruhe und Struktur hat und seine Lernumgebung klar geordnet ist

Der visuelle Typ versteht Lob am besten, wenn er es sieht: z. B. ein aufmunterndes Lächeln, einen bestätigenden Blick oder Daumen nach oben.

Die kinesiologische Übung »Wachmacher« (siehe S. 101 f.) unterstützt oder aktiviert den visuellen Lernstil.

Wenn Ihr Kind den auditiven Lernstil bevorzugt,

- versteht es Informationen über das Hören und die Sprache
- fällt es ihm leicht, schnell auswendig zu lernen und sich das Gelernte dauerhaft einzuprägen
- bewegt es beim Lesen seine Lippen und spricht den Lernstoff laut vor sich hin
- hört es aufmerksam zu und kann gut nacherzählen
- achtet es auf Wortwahl und Satzbau
- ist es ein anspruchsvoller Gesprächspartner mit gutem Wortschatz, will alles mit eigenen Worten sagen
- spricht es lieber, als zu schreiben
- spricht es langsam, ruhig und mit melodischer Stimme

Dann ist es für Ihr Kind wichtig, dass es zum leichteren Lernen

- den Lernstoff vor sich hersagen, anderen erzählen oder mit anderen darüber diskutieren kann
- Lernstoff mit Musik verbinden kann
- positive Dinge hört

Der auditive Typ versteht Lob am besten, wenn er es hört, z. B. »Das hast du gut gemacht« oder »Ich bin stolz auf dich«.
Die kinesiologische Übung »Ohrenspitzer« (siehe S. 106 f.) unterstützt oder aktiviert den auditiven Lernstil.

Wenn Ihr Kind den kinästhetischen Lernstil bevorzugt,

- erinnert es sich, indem es das Gefühl zu einer bestimmten Situation abruft
- fallen ihm Fächer wie Chemie, Sport oder Kunst am leichtesten
- benutzt es beim Reden und Rechnen die Finger
- ist es eher unspontan
- hat es eine intensive Körpersprache und mag Körperkontakt
- ist es intuitiv und begeisterungsfähig
- spricht es tief und langsam

Dann ist es für Ihr Kind wichtig, dass es zum leichteren Lernen

- umherlaufen oder sich anderweitig bewegen darf
- experimentieren, ausprobieren, basteln, zum Lernen Bilder ausmalen, ausschneiden oder etwas anstreichen kann, denn für das Kind wurde der Spruch »Learning by doing« gemacht
- seine Neugierde ausleben und alles anfassen kann

Der kinästhetische Typ versteht Lob am besten, wenn er es fühlt: z. B. auf die Schulter klopfen oder in den Arm nehmen.

Die kinesiologische Übung »Türenöffner« (siehe S. 85 f.) unterstützt oder aktiviert den kinästhetischen Lernstil.

Der Test mit der Liegenden Acht

Haben Sie Ihr Kind in einer der drei Beschreibungen erkannt? Sie sind sich noch nicht ganz sicher? Dann lassen Sie es eine Liegende Acht malen. Dazu nimmt es sich ein großes Blatt Papier und seinen Lieblingsstift. Es beginnt in der Mitte des Blattes und malt nach links oben den linken Bauch der Acht und danach den rechten Bauch. Die Acht soll spontan und in einem Zug gemalt werden und das ganze Blatt bedecken. Falls Sie es selbst zuerst einmal versuchen wollen, malen Sie die Acht bitte, bevor Sie den nachfolgenden Text lesen oder die Zeichnungen ansehen.

Die Acht ist gemalt? Dann ziehen Sie eine horizontale Linie durch deren Mitte. Vergleichen Sie die Acht mit den folgenden Zeichnungen. Welcher Bereich – oben (visuell), unten (kinästhetisch), links oder rechts (auditiv) – nimmt den meisten Raum ein?

Wenn die Acht ungefähr so aussieht, sind Sie bzw. ist Ihr Kind eher ein visueller Typ:

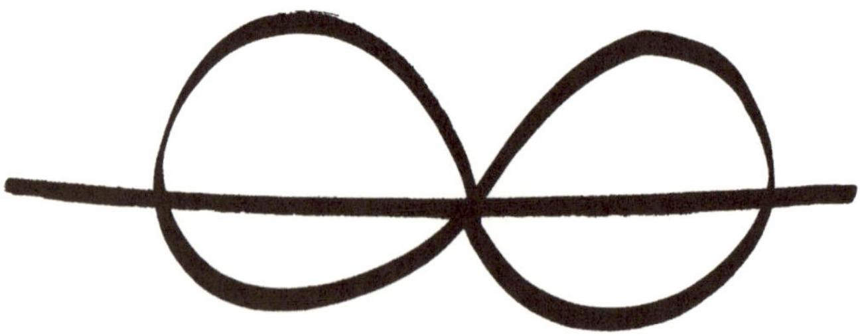

Liegende Acht, visuell

Wenn die Acht ungefähr so aussieht, sind Sie bzw. ist Ihr Kind eher ein auditiver Typ:

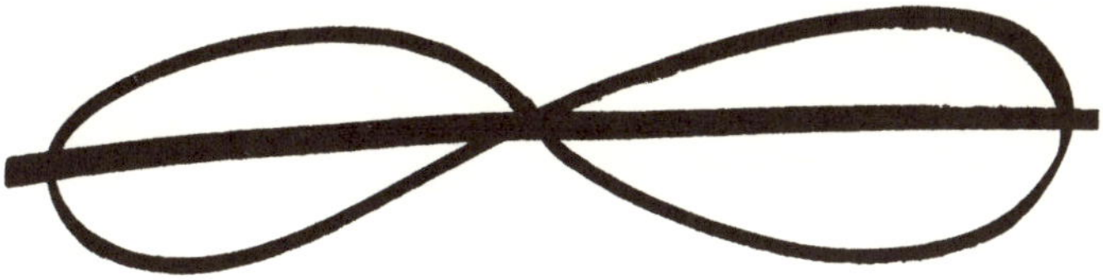

Liegende Acht, auditiv

Wenn die Acht ungefähr so aussieht, sind Sie bzw. ist Ihr Kind eher ein kinästhetischer Typ:

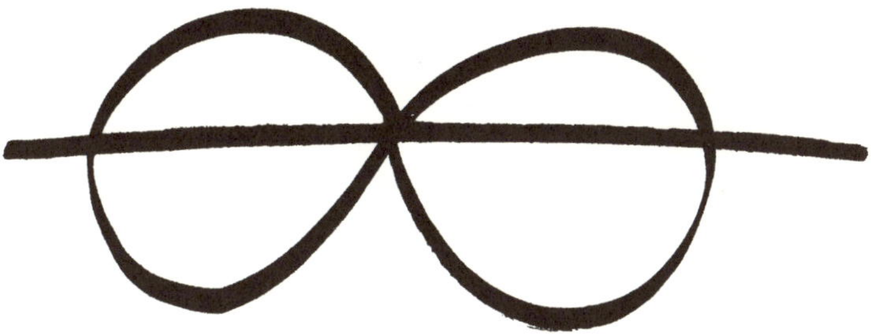

Liegende Acht, kinästhetisch

Wenn die Acht ungefähr so aussieht, nutzen Sie bzw. Ihr Kind alle drei Bereiche gleich stark.

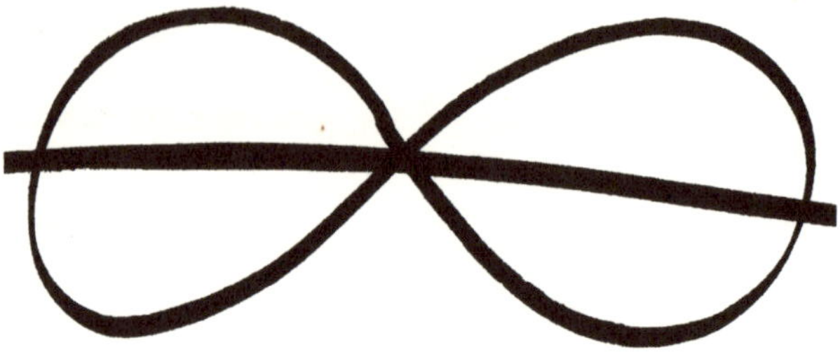

Liegende Acht, ausgeglichen

Wenn eine Schlaufe Ihrer Liegenden Acht deutlich größer ist als die andere, kann das ein Hinweis darauf sein, dass sich eine Gehirnhälfte durch das, woran Sie gedacht haben, besonders angesprochen fühlt: Ist die rechte Schlaufe besonders groß, wurde die linke Gehirnhälfte, die logisch, analysierend und sequentiell arbeitet, mehr angesprochen.

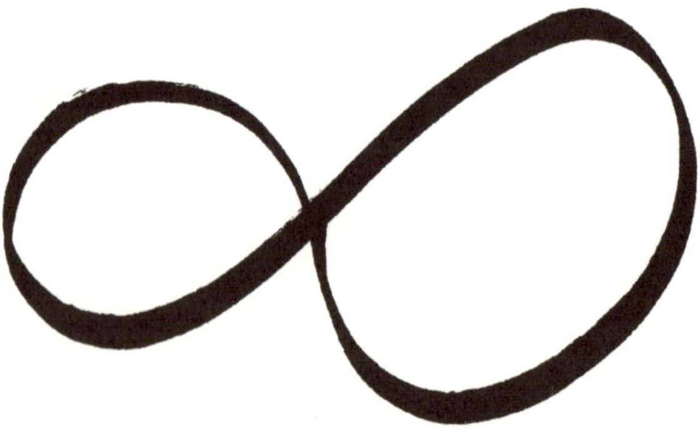

Liegende Acht, einseitig rechts

Wenn die linke Schlaufe der Acht größer ist, wurde die rechte Gehirnhälfte, die gefühlsorientiert, ganzheitlich und den Überblick bewahrend arbeitet, angesprochen.

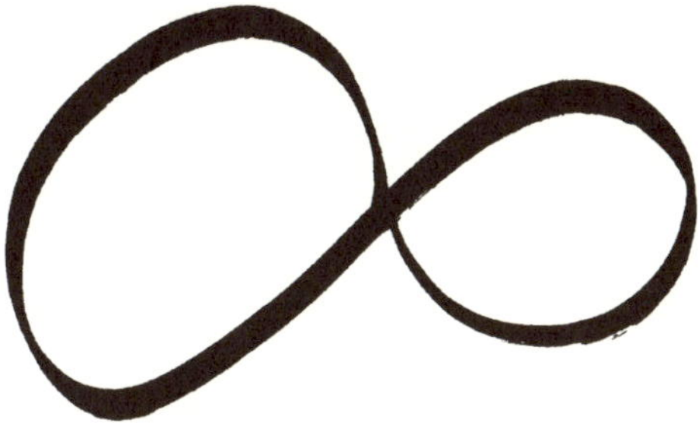

Liegende Acht, einseitig links

Manchen Kindern fällt es sehr schwer, eine Liegende Acht aufs Papier zu bringen. Ihre Versuche könnten so oder so ähnlich aussehen:

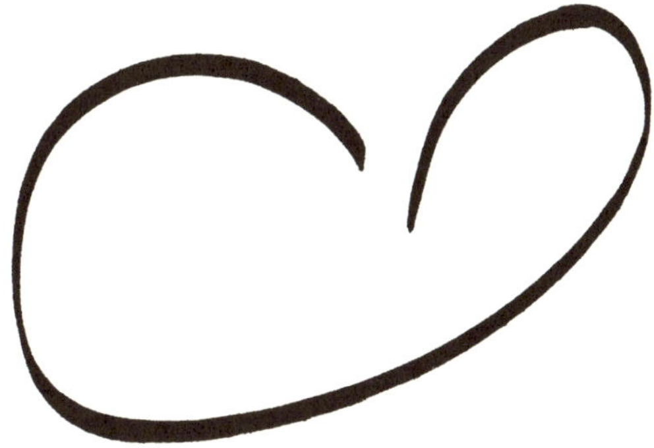

Liegende Acht, Brezel

Das ist ein Hinweis darauf, dass die beiden Gehirnhälften Ihres Kindes nicht optimal zusammenarbeiten (siehe Seite 20 f.).

Experimentieren mit der Liegenden Acht

Experimentieren Sie gerne? Sind Sie neugierig? Machen Sie doch einen kleinen Versuch: Lesen Sie den nachfolgenden Text Schritt für Schritt, und machen Sie jeweils sofort im Anschluss die entsprechende Übung. Lassen Sie sich von der Auflösung am Ende des Textes überraschen!

Sie brauchen drei große Blätter Papier und einen Stift.

Schritt 1

Atmen Sie tief und entspannt ein und aus, lassen Sie Ihre Gedanken einfach so vor sich hin schweifen und malen Sie mit lockerer Hand eine große Liegende Acht von der Mitte aus nach links oben beginnend.

Schritt 2

Nehmen Sie das nächste Blatt, denken Sie an eine Person oder an eine Situation, die unangenehme Gefühle in Ihnen auslöst. Malen Sie wieder eine große Liegende Acht.

Schritt 3

Denken Sie an eine Person oder an eine Situation, die Sie sehr beglückt, und malen Sie auf das dritte Blatt nochmals eine große Liegende Acht.

Ziehen Sie eine horizontale Linie durch jede Acht. Wie unterscheiden sich Ihre drei Achten? Sehen Sie jedes Mal gleich aus, oder zeigt sich mehr oder weniger deutlich, dass sich jeweils der Zugriff auf die Systeme visuell, auditiv oder kinästhetisch verändert?

Beispiel:

Übung 1

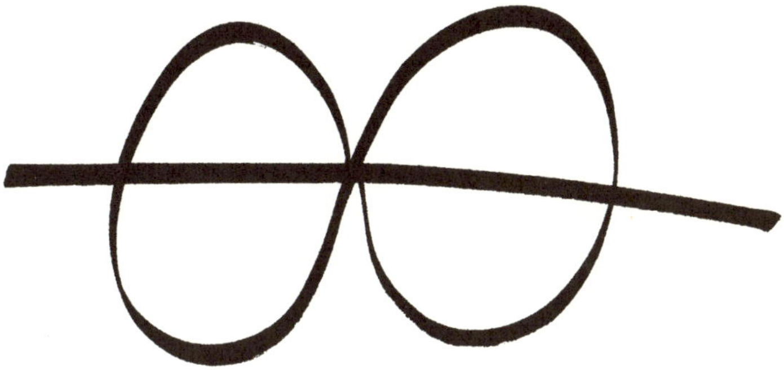

Liegende Acht, ausgeglichen

Die Liegende Acht unserer Testperson Anna (12 Jahre) zeigt, dass alle Systeme beteiligt sind. Anna nutzt also alle Sinne in gleichem Maße, wenn sie ihre Gedanken schweifen lässt.

Übung 2

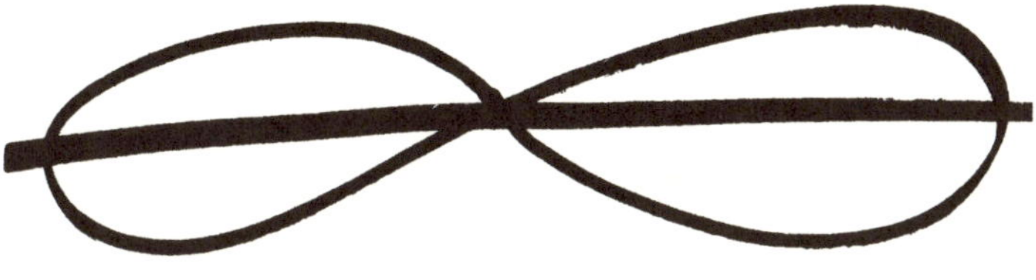

Liegende Acht, auditiv

Wenn Anna daran denkt, dass sie am nächsten Tag ein Diktat schreiben muss, zeigt ihre Liegende Acht, dass sie in diesem Fall ihre auditiven Kanäle bevorzugt. Sie bemüht sich beim Diktat, genau hinzuhören, um zu wissen, wie die Wörter geschrieben werden. Bei vielen Wörtern ist das aber sehr schwierig, zum Beispiel: »Die Glocken läuten, und die Leute gehen in die Kirche.« Hilfreicher für Anna wäre es, wenn sie den Zugang zu den visuellen Speichern aufrechterhalten könnte. Dann sähe sie vor ihrem inneren Auge, wie die Wörter, die sie gelernt hat, geschrieben werden. Vielleicht hört Anna aber auch ihre innere Stimme, die sagt: »Oh, wie schrecklich! Morgen schon wieder ein Diktat! Hoffentlich mache ich keine Fehler!«

Übung 3

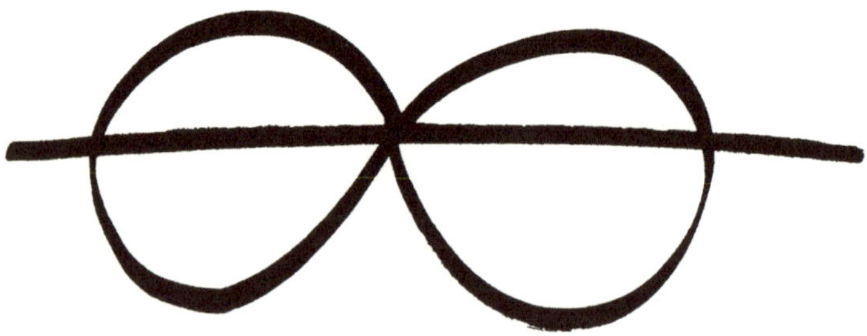

Liegende Acht, kinästhetisch

Wenn Anna sich bei Übung 3 darüber freut, dass sie nachher mit ihrer Lieblingsfreundin ins Schwimmbad gehen darf, verändert sich die Liegende Acht wieder. Nun bevorzugt Anna ihren kinästhetischen Bereich, woran wir erkennen können, dass sie gefühlsmäßig sehr beteiligt ist und sich auf die Bewegung (das Schwimmen) freut.

Anhand dieses kleinen Experimentes können Sie erkennen, in welchen Situationen Sie Ihr visuelles, auditives oder kinästhetisches System bevorzugen. Das Gleiche gilt natürlich auch, wenn Sie mit Ihrem Kind diese Übung machen.

Besseres Einschätzen und Verstehen

Nachdem Sie nun anhand der Tests einen Einblick darüber bekommen haben, auf wie viele verschiedene Arten Menschen lernen und welcher Lernstil der Ihres Kindes ist, fällt es Ihnen leichter zu verstehen, dass Ihr Kind, wenn es an die Decke schaut, nicht träumt, sondern gerade in seiner visuellen Erinnerung oder Vorstellung nach einer Antwort sucht. Dann wird auch klar, warum der auditive Lerntyp gerne Musik hört und der kinästhetische sich beim Lernen bewegen muss. Sie können die Lernart Ihres Kindes besser verstehen und tolerieren. Dadurch haben Sie die Möglichkeit, in seiner Sprache mit ihm zu sprechen, in seine Welt einzutauchen und von ihm verstanden zu werden.

Bewegung macht fröhlich

Bewegung ist das Tor zum Lernen.
DR. PAUL DENNISON

Wie viel bewegen wir uns heute noch? Wenn man bedenkt, dass unsere Urahnen bis zu 40 km pro Tag zurücklegen mussten, um sich ihre Nahrung zu beschaffen, ist es schon bedenklich, wie viel unserer Zeit wir im Sitzen oder Liegen verbringen. Sitzt Ihr Kind auch nach dem Vormittag in der Schule, kaum zu Hause angekommen, schon wieder am Esstisch, danach am Schreibtisch, um die Hausaufgaben zu machen oder um am Computer zu spielen, und dann noch am Abend vor dem Fernseher? Eine wissenschaftliche Studie der Universität Karlsruhe ergab, dass ein Grundschulkind im Durchschnitt neun Stunden liegt, neun Stunden sitzt, fünf Stunden steht, sich aber nur eine Stunde bewegt, und davon nur 15 bis 30 Minuten intensiv.

Kinder brauchen Bewegung, um sich gesund zu entwickeln und sich wohlzufühlen, denn Bewegung ist die Grundlage für die Entwicklung des Gehirns. Das beginnt schon beim Säugling: Wenn er vor Lust an der Bewegung strampelt, werden durch dieses unermüdliche Üben von Bewegungsabläufen unzählige neuronale Vernetzungen im Gehirn ausgebildet. Im Krabbelalter entwickelt sich die Zusammenarbeit von linker und rechter Gehirnhälfte, wenn das Baby seinen rechten Arm zeitgleich mit seinem linkem Bein und den linken Arm gleichzeitig mit dem rechtem Bein nach vorne schiebt. Um dazu in der Lage zu sein, muss das Gehirn die von beiden Körperseiten ankommenden Signale integrieren, um daraufhin die präzisen Muskelabläufe zu koordinieren. Überspringt das Kind die Krabbelphase, weil es sich robbend vorwärts bewegt, oder verläuft sie sehr kurz, weil es sich gleich aufrichtet, kann es später zu Lernschwierigkeiten kommen. Denn gerade in der Krabbelphase werden wichtige neuronale Vernetzungen in Bezug auf die Zusammenarbeit beider Gehirnhälften und dadurch der Augen, Ohren, Hände und Füße ausgebildet.

Kleine und auch große Kinder brauchen Bewegung, um ihren Körper und dessen Grenzen zu erfahren. Das geht am besten, wenn sie ihre Umwelt erkunden können, wenn sie auf Bäume klettern, auf einem Mäuerchen balancieren, Seil hüpfen oder Fahrrad fahren, um ihr Gleichgewicht zu trainieren und ihre Position im Raum zu erkunden. Ohne Bewegung gibt es keine Entwicklung.

Aber nicht nur für Körper und Gehirn ist Bewegung außerordentlich wichtig – wer zu viel sitzt, kann ängstlich und depressiv oder aber aggressiv werden. Denn die Nervenfasern in unserer Muskulatur sind nicht nur für die Bewegung zuständig, sondern kommunizieren auch ständig mit dem Gehirn. Während nur 10 Prozent der Fasern dafür benutzt werden, die Muskeln zu bewegen, sind 40 Prozent für die Steuerung seiner Blutversorgung verantwortlich; die restlichen 50 Prozent melden dem Gehirn, was in der entsprechenden Körperregion gerade abläuft. Es besteht also eine Wechselwirkung zwischen dem Muskelstoffwechsel und dem limbischen System – der Gehirnregion, die unser Gefühlsleben reguliert. Durch körperliche Bewegung wird die Produktion chemischer Botenstoffe angeregt. Das Gehirn produziert natürliche Glückshormone wie Serotonin und Endorphine, die dafür verantwortlich sind, dass unsere Stimmung steigt, nachdem wir uns sportlich betätigt haben.

Leichter lernen

Kinesiologische Übungen fördern ganzheitliches Lernen, weil sie die Verbindung zwischen Gehirn und Körper verbessern und den natürlichen Energie- und Bewegungsfluss im Körper anregen. Dadurch bringen sie Bewegung in die Körper-, Geist- und Seeleeinheit des Menschen. Die Übungen fördern das Zusammenspiel von linker und rechter Gehirnhälfte. Diese Zusammenarbeit ist erforderlich, um besser zu sehen, zu hören und zu verstehen.

Dadurch verbessern sich unter anderem Lesen, Leseverständnis, Schreiben, Rechtschreibung, Rechnen und Körperkoordination. Auch die Verbindung von Gefühl und Verstand muss stimmen. Dann ist Ihr Kind aufmerksamer, schneller in seiner Reaktion, geistig beweglicher und traut sich mehr zu.

Ist zudem noch das Gleichgewicht zwischen Konzentration und Entspannung hergestellt, zeigt sich das in stärkerer Mitarbeit im Unterricht, entspannterem Lernen und lockererem Umgang mit anderen. Weiterhin verbessern die Übungen die Fähigkeit, Aufgaben zu Ende zu bringen, sie erhöhen Motivation sowie Selbstsicherheit und verbessern die Hand-Augen-Koordination.

Die Leichter-lernen-Übungen sind einfach, schnell und überall durchzuführen. Bei Tests mit Kindern konnten nach solchen Übungen enorme Verbesserungen der Lernleistungen festgestellt werden. Weil sie sich seit vielen Jahren als wirksam erwiesen haben, werden sie in immer mehr Schulen eingesetzt.

Natürlich bringen die Übungen erst dann eine Veränderung, wenn sie regelmäßig angewendet werden. Das heißt, am besten suchen Sie gemeinsam mit Ihrem Kind drei bis vier Übungen aus und machen diese täglich. Nach ein paar Tagen wählen Sie die nächsten Übungen aus. Weil die Übungen auch für Erwachsene hilfreich sind und Kinder gut aus der Nachahmung lernen, greifen Sie die Gelegenheit beim Schopf und machen Sie die Übungen einfach mit!

Leichter-lernen-Übungen

Türenöffner

Diese Übung hilft Ihrem Kind:

- mit beiden Gehirnhälften zu lernen
- richtig zu schreiben
- richtig zuzuhören und zu verstehen
- koordiniert zu sein
- zu verstehen, was es liest
- besser zu sehen
- ausdauernd zu sein

Überkreuzbewegungen öffnen die Türen zwischen den beiden Gehirnhälften. Dazu berühren sich linkes Bein und rechter Arm. Der linke Arm geht weit nach hinten. Dann berühren sich rechtes Bein und linker Arm. Auch hier geht der rechte Arm so weit nach hinten wie möglich. Dann wieder linkes Bein und rechter Arm, rechtes Bein und linker Arm; immer im Wechsel für ungefähr 30 Sekunden. Wichtig: Bitte achten Sie darauf, dass Ihr Kind die Bewegungen langsam und ruhig durchführt und dass es seine Arme locker aus der Schulter heraus schwingen lässt.

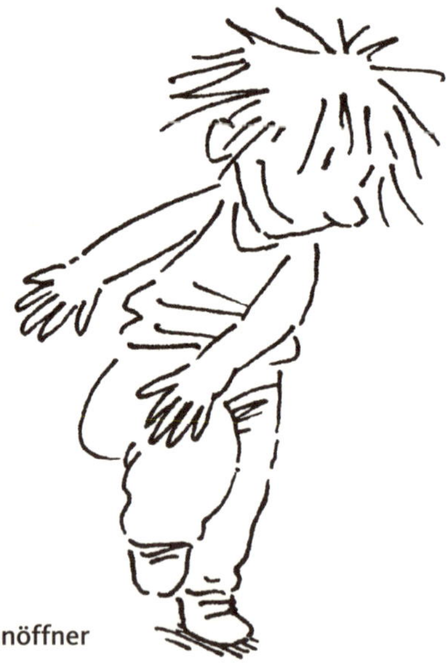

Türenöffner

Wenn Ihr Kind Probleme bei der Durchführung dieser Übung hat, kann es die Überkreuzbewegungen auch im Liegen machen. Noch ein Tipp: Wenn es zuvor die Übung »Wachmacher« durchführt, werden ihm die Überkreuzbewegungen leichter fallen.

Wenn Ihrem Kind die Bewegungen trotz unserer Tipps schwerfallen, ist das ein Zeichen dafür, dass es große Schwierigkeiten mit der Zusammenarbeit der beiden Gehirnhälften hat. In diesem Fall ist es ratsam, eine professionelle Kinesiologin bzw. einen Kinesiologen aufzusuchen.

Liegende Acht

Diese Übung hilft Ihrem Kind:

- beide Gehirnhälften gleichzeitig einzusetzen
- Buchstaben nicht mehr zu verdrehen: b/d oder p/q
- besser zu sehen
- leichter zu lesen
- Gelesenes zu verstehen
- entspannt zu sein beim Lernen
- besser koordiniert und zentriert zu sein

Für diese Übung stellt sich Ihr Kind hin, streckt seinen linken Arm nach vorne aus, hält den Daumen nach oben und beginnt, eine Liegende Acht in die Luft zu malen: Es beginnt in der Mitte, malt die linke Schlaufe der Acht, kreuzt die Mitte und malt die rechte Schlaufe der Acht. Dabei verfolgt es den Daumen mit den Augen und hält seinen Kopf gerade. Nach vier bis fünf Achten macht es das Gleiche mit dem rechten Arm, und zum Schluss faltet es seine Hände und malt mit beiden Armen die Acht. Lassen Sie Ihr Kind mal kleine Achten, ein andermal riesengroße Achten malen. Die Liegende Acht kann natürlich auch auf Papier gemalt werden. Dazu nimmt sich Ihr Kind ein großes Blatt und seinen Lieblingsstift und beginnt, wieder von der Mitte aus, nach oben links langsam die linke Schleife der Acht zu malen und danach die rechte Schleife. Dabei hält es seinen Kopf so, dass die Verlängerung der Nasenspitze auf die Stelle zeigt, wo die Acht sich überkreuzt. Beim Malen verfolgt es den Stift mit beiden Augen und atmet tief und entspannt ein und aus. Die nächste Acht malt es einfach obendrauf und wiederholt das mindestens zehnmal.

Es bringt mehr, beim Grübeln über der Lösung einer Aufgabe ein paar Liegende Achten zu malen, als verzweifelt mit dem Fuß zu wippen.

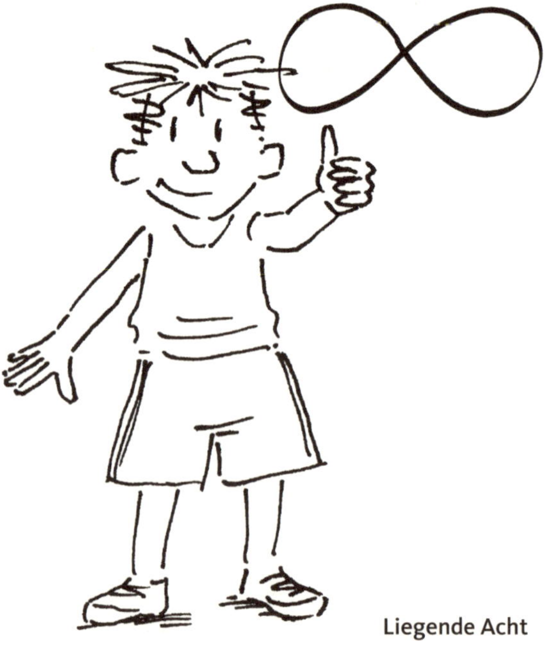

Liegende Acht

Gehirnaktivierer

Diese Übung hilft Ihrem Kind:

- zentriert zu sein
- selbstständig lernen zu können
- koordiniert zu sein
- Energie zu tanken
- aufmerksamer zu sein
- schneller zu begreifen
- besser zu sehen

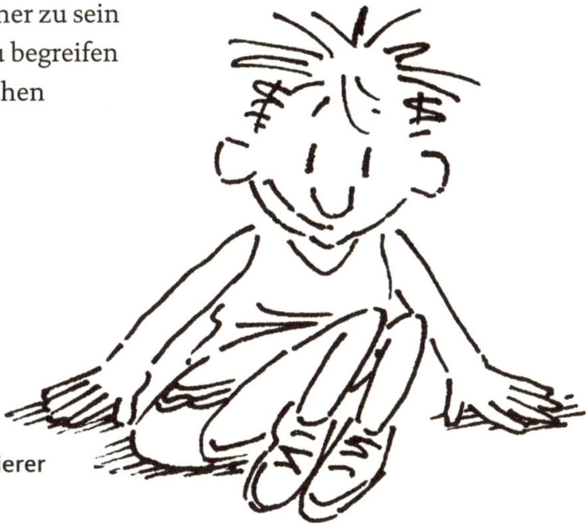

Gehirnaktivierer

Ihr Kind setzt sich auf dem Boden auf eine weiche Unterlage, stützt sich mit seinen Händen ab und zieht seine Beine leicht an.

In dieser Position schaukelt es auf seinem Hintern hin und her – von links nach rechts und von rechts nach links. Aus der Bewegung heraus zieht es mit seinem Becken kleine Kreise, um den gesamten Gesäßbereich zu massieren. Echte Champions malen mit ihrem Becken liegende Achten.

Die Beweglichkeit des Beckenbereiches erhöht sich enorm, wenn diese Übung regelmäßig ausgeführt wird. Dadurch wird das Gehirn mit Energie versorgt.

Sauerstoffversorger

Diese Übung hilft Ihrem Kind:

- länger aufmerksam zu sein
- Energie zu tanken
- ausdrucksvoll zu sprechen
- beim Vorlesen
- entspannt zu lernen
- leichter zu denken
- zentriert und geerdet zu sein

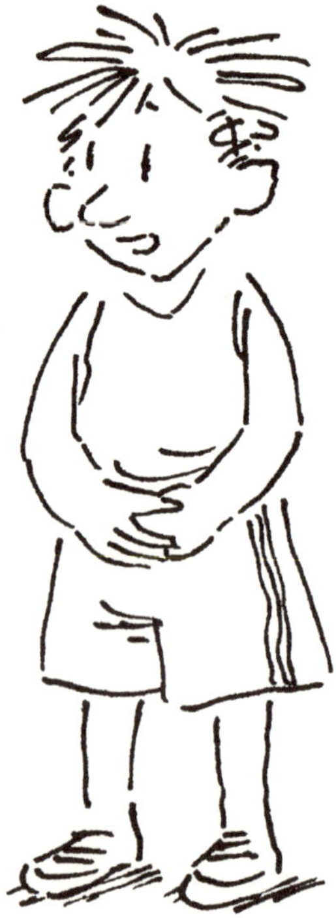

Sauerstoffversorger

Während Ihr Kind beide Hände auf den Bauch unterhalb des Nabels hält, atmet es tief ein. Dabei stellt es sich vor, dass es einen

Ballon im Bauch hat, den es mit seinem Atem langsam ganz dick aufbläst. Es zählt innerlich bis vier und spürt, wie sich Bauch und Hände nach vorne bewegen. Dann bläst es stoßweise die Luft durch seinen Mund aus und stellt sich vor, wie diese mit jedem Atemstoß dem Luftballon entweicht.

Diese Übung versorgt das Gehirn mit Sauerstoff und entspannt das Zentralnervensystem.

Sinneswecker

Diese Übung hilft Ihrem Kind:

- besser zu hören und zu sehen
- flüssiger zu sprechen
- koordiniert zu sein
- sich leichter zu erinnern
- besser zu denken
- leichter zu rechnen
- entspannt zu sein
- Gehörtes zu verstehen

Ihr Kind stellt sich gerade hin, streckt den linken Arm nach vorne aus, zieht die linke Schulter nach oben und legt seinen Kopf darauf. Jetzt malt es mit seinem Arm liegende Achten in die Luft. Es beginnt nach links oben, malt den linken und danach den rechten Bauch der Acht. Dabei schaut es über seinen hochgestreckten Daumen in die Ferne. Nach sechs bis sieben Achten macht es das Ganze mit dem rechten Arm.

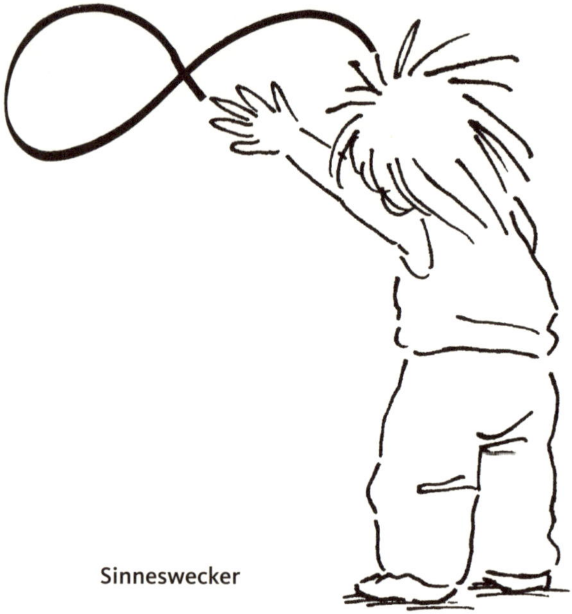

Sinneswecker

Der Sinneswecker ist ein Multitalent, weil er gleichzeitig die Körperkoordination und mehrere Sinneswahrnehmungen traniert.

Zentrierer

Diese Übung hilft Ihrem Kind:

- zentriert und geerdet zu sein
- leichter zu verstehen
- entspannter zu sein
- sich Dinge besser merken und abrufen zu können

- konzentriert und aufmerksam zu sein
- sein Raumbewusstsein zu verbessern, vor allem beim Sport
- besser organisiert zu sein
- sich besser ausdrücken zu können

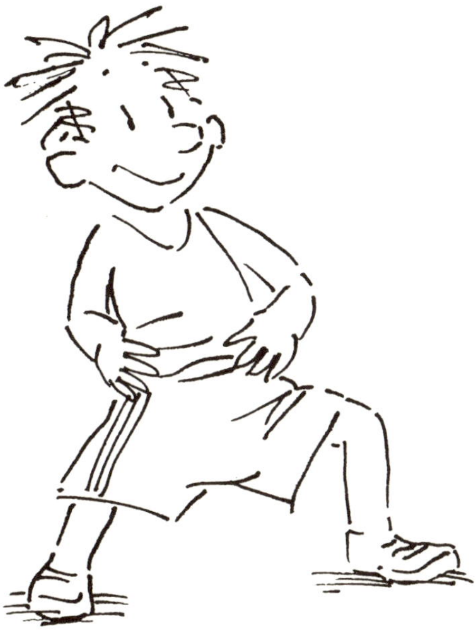

Zentrierer

Ihr Kind stellt seine Füße etwas mehr als schulterbreit und im rechten Winkel auf den Boden und achtet darauf, dass es einen »guten Stand« hat. Der Körper bleibt gerade nach vorne gedreht, und die Hände werden in der Hüfte abgestützt, während Kopf und rechter Fuß nach rechts zeigen. In dieser Haltung verlagert Ihr Kind sein Körpergewicht auf das rechte Bein, indem es ins

Knie geht, und stellt sich dabei vor, dass beide Füße in den Boden hineinwachsen. Das linke Bein bleibt dabei ganz locker, das Knie wird also nicht durchgedrückt. Jetzt geht es wieder hoch und ins Knie, wieder hoch und ins Knie – ungefähr zehnmal auf der einen Seite, danach dasselbe mit dem linken Bein.

Um die Wirkung zu verstärken, stellt sich Ihr Kind vor, dass es lange Wurzeln bis tief in die Erde wachsen lässt. Das erdet sehr gut und bringt innere und äußere Stabilität.

Kreativitätswecker 1

Diese Übung hilft Ihrem Kind:

- besser zu hören
- Gehörtes und Gelesenes leichter zu verstehen
- sich besser ausdrücken zu können
- beim Schreiben von Aufsätzen
- Aufgaben zu lösen und zu Ende zu bringen
- sein soziales Verhalten zu verbessern
- entspannt zu lernen
- aufmerksam zu sein

Ihr Kind setzt sich auf einen Stuhl und legt seinen linken Fußknöchel über das rechte Knie. Mit seinen Fingerspitzen hält es den Anfang und das Ende seiner Wadenmuskulatur – an der Achillesferse und unterhalb des Knies. Nun bewegt Ihr Kind seinen Fuß langsam nach oben und nach unten – streckt und beugt den Fuß, so weit es geht. Das wiederholt es ungefähr zehnmal.

Bevor Ihr Kind die Übung mit dem anderen Bein macht, läuft es ein paar Schritte durch den Raum, um einen Unterschied zwischen seinen beiden Beinen zu spüren. Jetzt kommt das rechte Bein dran.

Der Kreativitätswecker löst die Verspannungen in den Sehnen, die durch den Kampf-/Fluchtreflex entstanden sind.

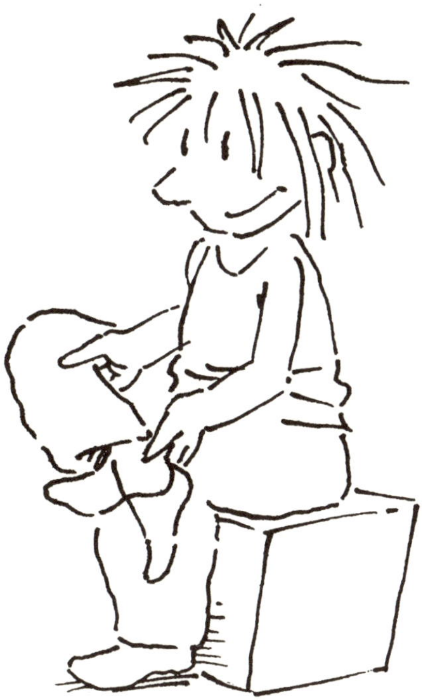

Kreativitätswecker 1

Kreativitätswecker 2

Diese Übung hilft Ihrem Kind:

- fließend zu sprechen
- länger aufmerksam zu sein
- leichter zu lesen
- besser zu hören
- Aufgaben zu Ende zu bringen
- kreativ zu schreiben
- sein soziales Verhalten zu verbessern

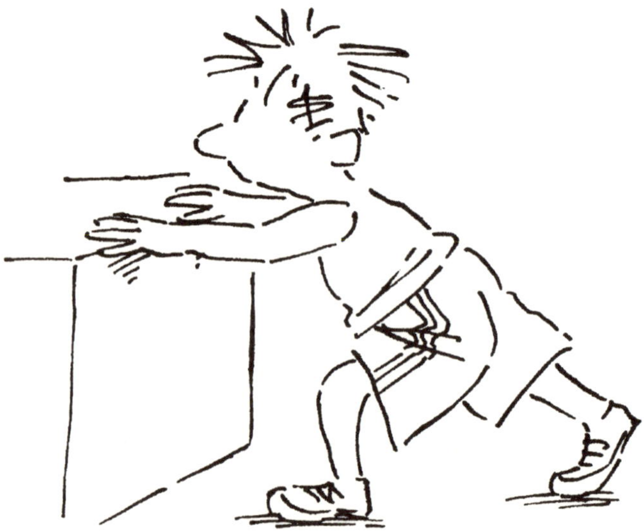

Kreativitätswecker 2

Für diese Übung stützt Ihr Kind sich an einem Tisch oder an einer Stuhllehne ab. Ein Bein lässt es vorne stehen und geht damit leicht in die Knie. Das andere Bein streckt es nach hinten auf die Zehenspitzen aus. Nun drückt es die Ferse des hinteren Beins nach unten auf den Boden und atmet dabei aus. Beim Einatmen bewegt es den Fuß des hinteren Beines wieder auf die Zehenspitzen, beim Ausatmen wird der Fuß nach unten gedrückt. Das macht es ungefähr zehnmal. Achten Sie darauf, dass Ihr Kind seinen Kopf dabei gerade hält. Danach wiederholt es die Übung mit dem anderen Bein.

Auch hier werden die durch Kampf- oder Fluchtreaktion verkürzten Sehnen wieder gedehnt.

Schönschreibhelfer

Diese Übung hilft Ihrem Kind:

- schön zu schreiben
- kreativ zu schreiben
- beim Schreiben aufmerksam zu bleiben
- die Finger zu entspannen
- sich besser und sprachlich gewandt auszudrücken
- richtig und flüssig zu buchstabieren
- konzentriert zu sein

Ihr Kind streckt seinen rechen Arm senkrecht in die Luft, greift mit der linken Hand an die Innenseite des Armes und atmet tief ein. Jetzt drückt es den Arm in Richtung Kopf und hält fest mit

Schönschreibhelfer

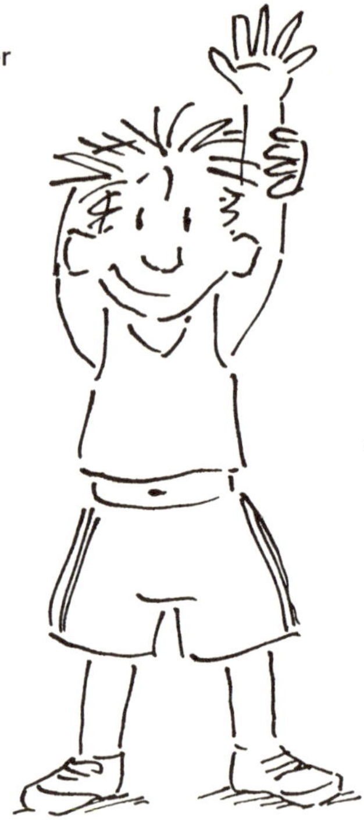

der anderen Hand dagegen, während es langsam und tief ausatmet. Es lässt kurz locker, atmet dabei ein und drückt dann wieder in Richtung Kopf. Das macht es insgesamt dreimal. Danach wird derselbe Arm dreimal nach vorne gedrückt, während die linke Hand dagegenhält, danach vom Kopf weg und zum Schluss nach hinten. Fühlt sich dieser Arm jetzt nicht viel entspannter (lockerer, länger) an als zuvor? Lassen Sie Ihr Kind dasselbe mit seinem linken Arm wiederholen.

Der Schönschreibhelfer löst grobmotorische Spannungen im Nacken-/Schulterbereich und im Oberarm. Dadurch verbessern sich auch die feinmotorischen Fertigkeiten.

Nacken- und Schulterlockerer

Diese Übung hilft Ihrem Kind:

- seine Nacken-, Hals- und Kiefermuskulatur zu lockern
- das Blickfeld zu erweitern
- das Kurz- und Langzeitgedächtnis zu aktivieren
- die Denkfähigkeit anzuregen
- hören, sehen und bewegen zu integrieren, z. B. beim Sport
- den Informationsfluss vom Kopf zum Körper zu verbessern
- sich Gelerntes besser einzuprägen
- leichter zu lesen
- frei zu sprechen

Ihr Kind fasst mit der linken Hand den rechten Schultermuskel und drückt ihn fest zusammen. Es atmet tief ein, während es seinen Kopf so weit wie möglich nach links dreht. Dort angelangt, atmet es laut durch den Mund aus. Während es seinen Kopf langsam nach rechts dreht, atmet es wieder ein und an der Seite aus. Dabei richtet es seinen Kopf ein klein wenig nach unten. Es wiederholt die Übung drei- bis viermal und lässt zum Schluss seinen Kopf ganz langsam nach vorne sinken, bis sein Kinn das Brustbein berührt, während es wieder ausatmet.

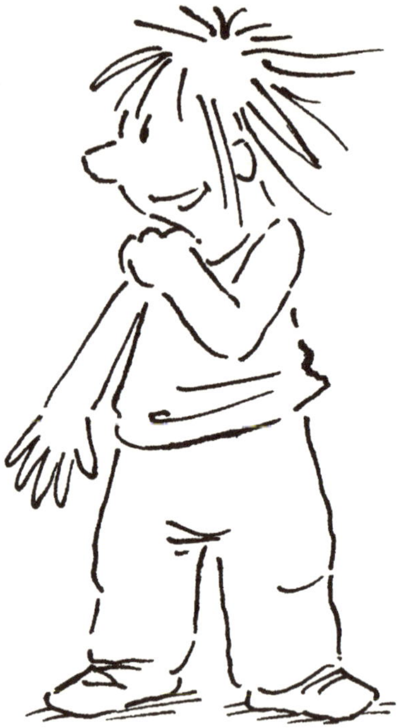

Nacken- und Schulterlockerer

Fühlt sich die rechte Schulter jetzt entspannter an? Fein! Nun wiederholt es diese Lockerungsübung mit dem linken Schultermuskel.

Der Nacken- und Schulterlockerer fördert die Blutversorgung zum Gehirn und sorgt dadurch für mehr Aufmerksamkeit.

Wachmacher

Diese Übung hilft Ihrem Kind:

- klarer zu denken
- Gelesenes leichter zu verstehen
- mehr Energie zu haben
- Buchstaben und Zahlen nicht zu verdrehen
- beim Lesen in der Zeile zu bleiben
- sich beim Lesen zu konzentrieren

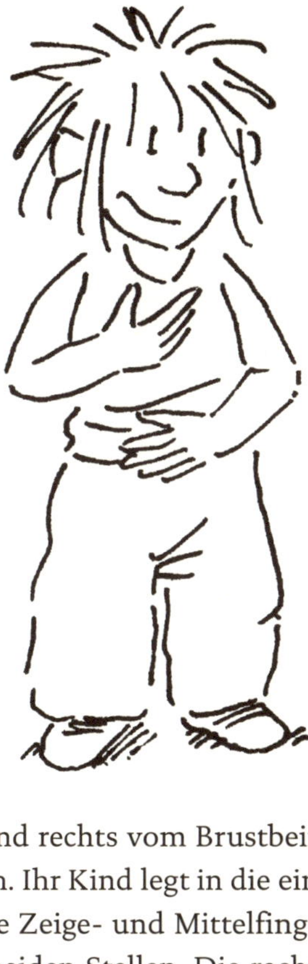

Wachmacher

Unterhalb des Schlüsselbeins, links und rechts vom Brustbein, befinden sich zwei kleine Vertiefungen. Ihr Kind legt in die eine Vertiefung den Daumen, in die andere Zeige- und Mittelfinger der linken Hand und massiert diese beiden Stellen. Die rechte Hand liegt dabei ruhig auf dem Bauchnabel. Nach drei tiefen Atemzügen wechselt das Kind seine Hände und wiederholt die Übung.

Der Wachmacher ist eine leichte und unauffällige Übung, um das Gehirn schnell wieder fit zu machen.

Um den visuellen Lernstil einzuschalten (siehe S. 71), malen Sie, oben beginnend, im Uhrzeigersinn einen Kreis in die Luft, während Ihr Kind die entsprechenden Punkte massiert und auf Ihre Finger schaut, so dass es seine Augen einmal (aus seiner Sicht) linksherum kreisen lässt. Achten Sie darauf, dass Ihr Kind seinen Kopf dabei gerade hält und Ihre Hand nur mit den Augen verfolgt. Danach malen Sie einen Kreis gegen den Uhrzeiger, und Ihr Kind lässt, während es noch immer die Wachmacherpunkte stimuliert und dabei auf Ihre Finger schaut, seine Augen rechtsherum kreisen. Anschließend wechselt Ihr Kind seine Hände, und Sie wiederholen gemeinsam die Übung. Wenn Ihr Kind Ihren Fingern mit Leichtigkeit folgen kann, gehen Sie einen Schritt weiter und malen eine Liegende Acht in die Luft, während Ihr Kind die Massagepunkte des Wachmachers aktiviert. Denken Sie daran, die Liegende Acht nach links oben zu beginnen. Danach wechselt Ihr Kind seine Hände, und Sie malen eine zweite Liegende Acht.

Muntermacher

Diese Übung hilft Ihrem Kind:

- mit beiden Beinen auf dem Boden zu stehen
- geistig fit zu sein
- sich selbstsicher und innerlich ruhig zu fühlen
- leichter von der Tafel abzuschreiben (Nah-/Ferneinstellung der Augen)

- beim Lesen in der richtigen Zeile zu bleiben
- Augenkontakt zu halten
- sich auf eine Aufgabe konzentrieren zu können
- mehr Interesse und Motivation zu zeigen
- aufmerksam zu sein
- besser organisiert zu sein

Erster Teil der Übung: Ihr Kind legt den Zeigefinger der linken Hand oberhalb und den Mittelfinger unterhalb der Lippen auf und massiert diese beiden Stellen, während seine rechte Hand auf dem Nabel liegt. Nach drei tiefen Atemzügen werden die Hände gewechselt und die beiden Punkte nochmals massiert.

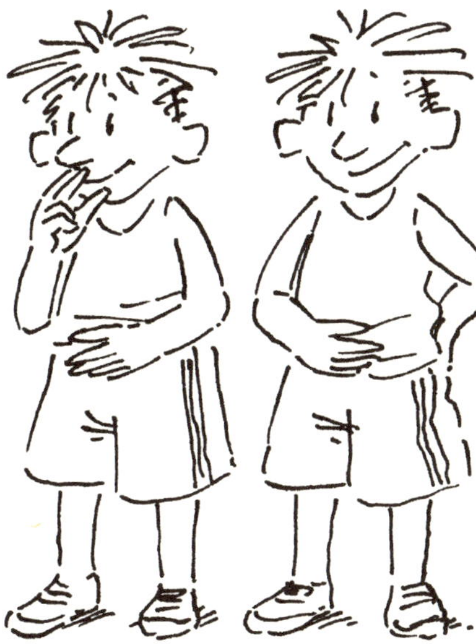

Muntermacher

Zweiter Teil: Die linke Hand massiert den Nabel und die rechte Hand das Steißbein, und auch hier werden nach drei Atemzügen die Hände gewechselt und die Übung wiederholt.

Der Muntermacher kann wie ein imaginäres Schutzschild genutzt werden, um sich vor emotionalen Angriffen abzuschirmen.

Balancierer

Diese Übung hilft Ihrem Kind:

- wach und voll dabei zu sein
- sich besser entscheiden zu können
- entspannt zu sein
- offen zu sein für Neues
- zu verstehen, was »zwischen den Zeilen steht«
- seine Rechtschreibung zu verbessern
- im Gleichgewicht zu sein – körperlich und emotional

Die Balancierpunkte findet Ihr Kind, indem es mit seinen Fingern die Stelle erspürt, wo der Kopf auf dem Nacken ruht. Dazu bewegt es am besten seinen Kopf nach vorne und hinten. Drei bis vier Zentimenter links und rechts eines imaginären Mittelscheitels, der sich bis zum Nacken zieht, ist auf jeder Seite eine kleine Einbuchtung. Oberhalb dieser Einbuchtungen liegen die Balancierpunkte. Ihr Kind legt seine linke Hand auf den linken Punkt und seine rechte Hand auf den Nabel und bleibt so für ungefähr eine Minute sitzen, während es tief ein- und ausatmet. Danach legt es die rechte Hand auf den rechten Balancierpunkt und die linke Hand auf den Nabel. Es wird diese Knöpfe garantiert treffen, wenn es einfach alle Finger zwischen Ohr und imaginären Mittelscheitel legt.

Der Balancierer bringt das nötige Gleichgewicht, wenn zu viele Eindrücke auf Ihr Kind einstürmen.

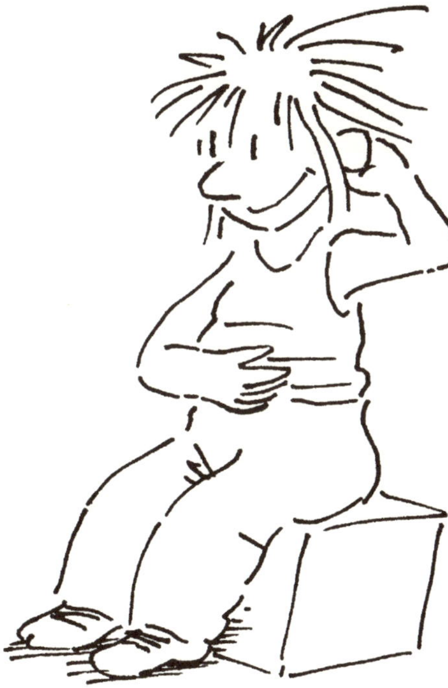

Balancierer

Ohrenspitzer

Diese Übung hilft Ihrem Kind:

- besser zu hören und zu verstehen, was gesagt wird
- auf die innere Stimme zu hören
- aufmerksamer zu sein
- geistig fit zu bleiben
- sich nicht so schnell von umgebenden Geräuschen ablenken zu lassen
- sich leichter auszudrücken beim Sprechen, Singen oder Musizieren
- schneller kopfzurechnen
- sich besser konzentrieren zu können
- Energie zu tanken
- sich leichter an Gehörtes zu erinnern

Bevor Sie die Übung mit Ihrem Kind machen, nehmen Sie beide für ungefähr eine Minute wahr, welche Geräusche es in Ihrer näheren und weiteren Umgebung gibt (Autolärm, spielende Kinder, tickende Uhr, klopfende Heizung …). Achten Sie darauf, wie laut und deutlich beide diese Geräusche hören. Lassen Sie sich von Ihrem Kind aufzählen, was es alles hört. Hat es genauso viel wahrgenommen oder vielleicht sogar mehr als Sie selbst?

Jetzt machen Sie die Übung. (Sie sind bestimmt neugierig zu spüren, was sich bei Ihnen verändert, und machen die Übung mit?) Dazu nimmt jeder seine Ohren zwischen Daumen, Zeige- und Mittelfinger und massiert sie zwei- bis dreimal sanft von oben nach unten durch. Dabei halten beide den Kopf ganz locker

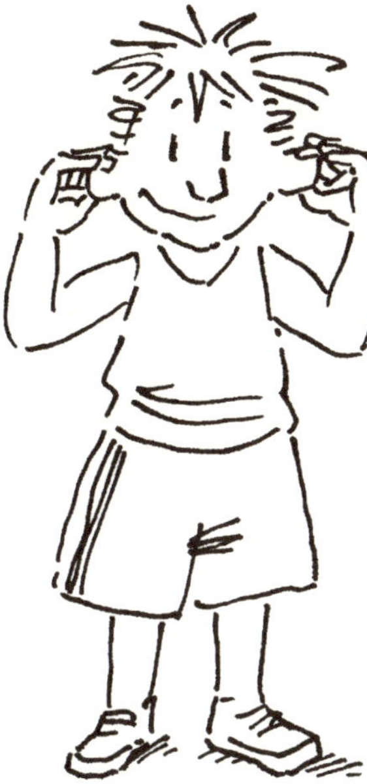

Ohrenspitzer

und entspannt. Danach drehen Sie ihn nach links und massieren die Ohren ausgiebig durch, und zum Schluss wird der Kopf nach rechts gedreht, während die Ohren massiert werden.

Nun machen Sie den Test noch einmal und spitzen für ungefähr eine Minute Ihre Ohren: Hören Sie die Geräusche jetzt intensiver, klarer oder lauter als zuvor? Hören Sie vielleicht Geräusche, die Sie vorher überhaupt nicht wahrgenommen haben? Lassen Sie sich von Ihrem Kind aufzählen, welche Geräusche es jetzt hört. Was hat sich in seiner Wahrnehmung verändert?

Die Ohren sollten immer dann gespitzt werden, wenn es besonders wichtig ist, genau hinzuhören und zu verstehen oder um sie nach einer Lärmbelästigung wieder »einzuschalten«.

Energieregler 1

Diese Übung hilft Ihrem Kind:

- ruhig zu sitzen
- konzentriert zu sein
- zu entspannen und sich wohlzufühlen
- deutlicher zu hören und zu sprechen
- aufmerksam zu sein
- Tests und Prüfungen zu bestehen
- sich selbst besser zu kontrollieren
- koordiniert zu sein
- Grenzen zu akzeptieren
- sich leichter auf neue Situationen einzustellen
- gegen emotionalen Stress

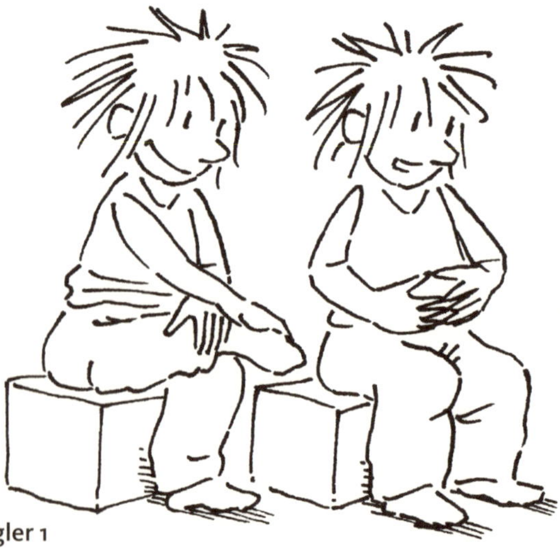

Energieregler 1

Während Ihr Kind ganz entspannt auf einem Stuhl sitzt, legt es das rechte Bein über das linke Knie oder umgekehrt – je nachdem, was sich besser anfühlt. Eine Hand legt es auf den Knöchel und die andere Hand auf den Fußballen desselben Beines. Die Hände liegen richtig, wenn sie sich überkreuzen. In dieser Haltung bleibt Ihr Kind für ein bis zwei Minuten sitzen und atmet tief ein, während es seine Zungenspitze nach oben an den Gaumen legt, und zwar dorthin, wo es den Buchstaben »L« formt. Beim Ausatmen lässt es die Zunge nach unten sinken.

Für den zweiten Teil der Übung stellt es seine Füße nebeneinander auf den Boden und legt die Fingerspitzen beider Hände aneinander. Es atmet wieder tief ein und aus – diesmal, ohne mit der Zunge den Gaumen zu berühren – und bleibt auch in dieser Position für ein bis zwei Minuten sitzen.

Der Energieregler verbindet alle Energiebahnen miteinander und bringt dadurch Gehirn und Körper in Schwung.

Energieregler 2

Diese Übung wirkt wie der zuvor beschriebene »Energieregler 1«, lässt sich allerdings leichter durchführen, wenn Ihr Kind im Bett liegt und Schwierigkeiten hat einzuschlafen oder wenn es die Übung tagsüber ganz unauffällig – zum Beispiel vor einem Test – machen will. Denn den Energieregler 2 kann es ganz leicht im Sitzen, Liegen oder Stehen machen.

Für den ersten Teil der Übung legt sich Ihr Kind auf sein Bett oder das Sofa, streckt die Arme vor sich aus, dreht die Handflächen nach außen, überkreuzt die Handgelenke, faltet die Hände

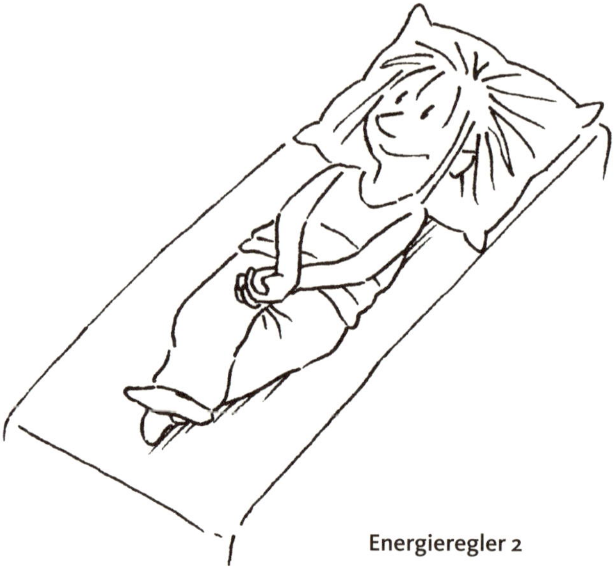

Energieregler 2

und legt sie entspannt in den Schoß. Die Beine liegen ausgestreckt und werden an den Knöcheln übereinandergeschlagen. In dieser Haltung bleibt Ihr Kind für ein bis zwei Minuten liegen und atmet tief ein, während es seine Zungenspitze nach oben an den Gaumen legt, und zwar dorthin, wo es den Buchstaben »L« formt. Beim Ausatmen lässt es die Zunge nach unten sinken.

Für den zweiten Teil der Übung legt es seine Füße nebeneinander und die Fingerspitzen beider Hände aneinander. Es atmet wieder tief ein und aus – diesmal, ohne mit der Zunge den Gaumen zu berühren – und bleibt auch in dieser Position für ein bis zwei Minuten liegen.

Die Kraft der Gedanken – die Macht der Sprache

Das Leben besteht nicht in der Hauptsache aus Tatsachen und Geschehnissen. Es besteht im wesentlichen aus dem Sturm der Gedanken, der jedem durch den Kopf tobt.

MARK TWAIN

Die Wörter und Sätze, die wir benutzen, bringen unsere Gedanken, Gefühle, Meinungen, Erwartungen und Vorstellungen nach außen. Sie beschreiben die Welt, wie wir sie wahrnehmen und wie wir glauben, dass sie ist.

Meist sind wir uns sehr wenig darüber bewusst, wie unsere Worte auf uns selbst und auf andere wirken. Welche Sprache wählen Sie im Umgang mit sich selbst? Achten Sie doch einmal einen ganzen Tag lang darauf, was Sie sagen. Welche Worte oder Sätze wählen Sie? »Immer habe ich so viel um die Ohren!«, »Oh je, jetzt will der auch noch was von mir!«, »Nie habe ich Zeit für mich!«. Jammern Sie gerne über Ihre Aufgaben? Stehen Sie mürrisch am Herd, weil Sie schon wieder kochen müssen, oder bereiten Sie mit Spaß ein leckeres Essen für sich und Ihre Familie? Empfinden Sie Ihre Kunden als lästige Störfaktoren, oder freuen Sie sich über deren Interesse? Ist es Ihnen zu viel, die Hausaufgaben Ihres Kindes zu kontrollieren, oder sind Sie neugierig auf dessen Fortschritte? Sind Sie sich der Wirkung Ihrer Worte bewusst?

Die Dinge, die wir denken und sagen, bestimmen unser Leben. Wenn wir von vornherein »wissen«, dass Kochen langweilige Hausfrauenarbeit ist, werden wir es entsprechend gestalten. Denn je öfter wir an etwas in einer bestimmten Weise denken und diese Gedanken in entsprechende Worte fassen, desto mehr glauben wir es uns selbst und sorgen dafür, dass es auch tatsächlich eintritt. Schließlich wollen wir gerne Recht haben, selbst dann, wenn es sich negativ auf uns auswirkt.

Die Energie folgt der Aufmerksamkeit

Unser Geist kann sich nicht von einer Sache weg bewegen, sondern nur auf eine Sache zu. Vielleicht kennen Sie dieses Beispiel: Wenn wir Sie auffordern, auf gar keinen Fall und niemals an einen rosa Hasen mit grünen Ohren und gelben Tupfen zu denken – was sehen Sie vor sich, während Sie diese Zeilen lesen? Ganz klar: den Hasen mit den seltsamen Farben!

Wenn wir an etwas denken, entsteht in unserem Kopf das entsprechende Bild dazu. Wir denken an die Schreibarbeiten, die wir noch erledigen müssen, und sehen einen Riesenberg Papierkram auf unserem Schreibtisch liegen. Uns fällt ein, dass wir noch nichts für das Abendessen eingekauft haben, und sehen die Schlange an der Kasse vor uns. Wir denken an das bevorstehende Gespräch mit der Lehrerin unseres Kindes und befürchten, schlechte Nachrichten zu hören. Egal, womit wir uns gedanklich oder sprachlich oft beschäftigen – ob wir nun etwas Negatives oder etwas Positives erwarten –, wir haben immer Recht. Wenn das Negative eingetroffen ist, können wir hinterher sagen: »Ich habe es gewusst!« Klar haben wir es gewusst! Schließlich haben wir es doch immer wieder gedacht, haben es dabei vor unserem inneren Auge gesehen, haben es ausgesprochen und uns dadurch darauf programmiert, dass es eintritt.

Füttern Sie Ihre positiven Erwartungen

Welche Sprache wählen Sie im Umgang mit Ihrem Kind? Klettert es auf dem Spielplatz gerne auf ein hohes Klettergerüst, und Sie rufen ihm zu: »Fall bloß nicht herunter!«? Damit unterstützen Sie Ihr Kind nicht, denn es entsteht das Bild des Herunterfallens sowohl in Ihrem Kopf als auch im Kopf Ihres Kindes. Wenn Sie aber sagen: »Halt dich gut fest und achte auf deine Füße«, kann das Bild des sich Festhaltens und des Obenbleibens entstehen und seine Wirkung tun. Sagen Sie manchmal zu Ihrem Kind: »Das kannst du ja doch nicht« oder »Ach, was bist du ungeschickt!«? Sagt Ihr Kind öfter: »Das kapiere ich nie«, »Ich bin einfach zu dumm, um Mathe zu lernen«, »Bei der nächsten Arbeit werde ich wieder eine fünf bekommen«? Was wird wohl passieren, wenn diese Sätze immer und immer wieder gedacht und gesagt werden? Wenn Ihr Kind ständig sagt: »Das kapiere ich nie«, wird es seinen eigenen Worten immer mehr glauben und »das« – natürlich – auch nicht verstehen.

Warum also denken und sprechen wir nicht einfach aus, was wir uns tatsächlich wünschen? Das wäre doch viel gewinnbringender. Denn was im Negativen klappt, funktioniert natürlich auch mit *positiven* Programmierungen: Machen Sie sich so oft wie möglich positive Vorstellungen darüber, wie Sie sein möchten und wie Sie Ihr Leben für sich und mit Ihrer Familie gestalten wollen.

Achten Sie gemeinsam mit Ihrem Kind darauf, nichts Negatives mehr über sich zu sagen. Machen Sie doch ein kleines Spiel mit ihm: Jedes Mal, wenn es etwas Schlechtes über sich sagt, muss es drei seiner guten Eigenschaften aufzählen: »Ich bin mutig und gehe alleine Brötchen holen, ich bin hilfsbereit, wenn mein kleiner Bruder beim Basteln nicht weiterkommt, ich bin schnell und schieße viele Tore.« Jedes Mal, wenn es etwas Positives über sich sagt, freuen Sie sich mit ihm. Erklären Sie Ihrem Kind: »Stell dir vor, hinter deiner Stirn ist ein kleiner Magnet. Wenn du sagst, du kannst nicht gut rechnen, dann zieht der Magnet falsche Lösungen und schlechte Noten an. Wenn du sagst, ich rechne alles richtig, dann zieht der Magnet die richtigen Lösungen und gute Noten an.« (Voraussetzung ist natürlich, dass Ihr Kind entsprechend gelernt hat.)

Es kostet uns in der Anfangszeit Selbstkontrolle und Disziplin, unsere Sprache positiv zu verändern. Aber mit etwas Geduld und Training gelingt es, Gedanken und Sprache ein wenig umzustellen. Sie werden überrascht sein, wie schnell sich Veränderungen in Ihrem Leben einstellen!

Auditive und kinästhetische Vorstellungskraft

Sich Bilder vorstellen? Auditive und kinästhetische Typen haben damit nichts am Hut. Wenn Ihr Kind ein Ohrenmensch ist, sollten Sie ihm seine positiven Glaubenssätze, zum Beispiel »Ich schreibe alles richtig«, »Ich rechne gerne« oder »Es macht mir Spaß, zu lernen«, immer wieder vorsagen. Natürlich bringt es auch viel, wenn es diese Sätze laut vor sich hin spricht oder ein Liedchen daraus macht.

Der kinästhetische Typ muss zu dem, was er erreichen möchte, ein intensives Gefühl entwickeln. Helfen Sie Ihrem Kind, indem Sie ihm ein Ereignis, bei dem es sich sehr wohlgefühlt hat, in Erinnerung rufen. Sobald das damit verbundene Gefühl auftaucht, soll es an seinen positiven Glaubenssatz denken und sich gleichzeitig am Ohrläppchen packen oder sich wie Tarzan auf die Brust klopfen, um das angenehme Gefühl gemeinsam mit der positiven Programmierung im Körper zu verankern. Am besten funktioniert die Programmierung, wenn sie mehrmals wiederholt wird. Immer wenn Ihr Kind an sich zweifelt, zupft es sich am Ohrläppchen oder klopft sich auf die Brust, um das verankerte positive Gefühl zu aktivieren. Eine weitere Möglichkeit: Klopfen Sie Ihrem Kind auf die Schulter, während Sie es ermuntern oder loben.

Diese positive Verankerung klappt auch beim visuellen und beim auditiven Typ. Der Visuelle sieht vor seinem inneren Auge eine Situation, in der er erfolgreich war, und macht einen Rahmen um das Bild, das er vor sich sieht, oder malt es in seiner Lieblingsfarbe an. Er sagt seine positive Programmierung, zum Beispiel »Ich treffe den Ball in den Korb«, und lässt in seinem Kopf einen Film ablaufen, in dem ihm genau dieses wunderbar gelingt.

Der Auditive soll sich an eine Situation erinnern, in der er gelobt wurde und viel Positives über sich gehört hat – sowohl, was seine eigene innere Stimme ihm zugeflüstert hat, als auch das, was ihm von anderen erzählt wurde. In dem Moment, in dem er diese Dinge »hört«, sagt er eine seiner positiven Programmierungen und verankert diese, indem er sich vorstellt, Beifall zu hören, oder indem er sein Lieblingslied pfeift.

Positive Programmierungen

Die größte Macht hat das richtige Wort zur richtigen Zeit.

Mark Twain

Werfen Sie blockierende Worte oder Sätze in Hinblick auf das, was Sie denken und erwarten, aus Ihrem Sprachschatz. Dazu gehören: »Das hast du nicht schlecht gemacht.« Formulieren Sie lieber positiv: »Das hast du gut gemacht.« »Ich werde nächstes Mal versuchen, vor der Arbeit mehr zu lernen.« Ihr Kind sagt besser: »Nächstes Mal lerne ich genug vor der Arbeit.« »Ich kann keinen Aufsatz schreiben.« Korrigieren Sie Ihr Kind: »Ich lerne, Aufsätze zu schreiben.« »Ich will, aber es klappt nicht.« Besser ist: »Ich will, und es wird auch klappen.«

Überlegen Sie sich gemeinsam mit Ihrem Kind neue Zielsätze. Beachten Sie dabei, dass diese in einer gewissen Weise formuliert sein müssen, denn je klarer das Ziel ist, das wir erreichen wollen, desto eindeutiger ist es, in welche Richtung wir uns bewegen. Mit einem greifbaren Ziel vor Augen ist man viel eher bereit, eventuelle Schwierigkeiten zu meistern. Die Vorfreude auf das

Erfolgserlebnis motiviert und trägt dazu bei, Kräfte zu mobilisieren: Alle zur Verfügung stehenden Energien werden in Richtung Ziel gebündelt.

Ein optimales Wunschziel sollte in einer bestimmten Art formuliert sein. Hier ein paar Regeln:

Zielvorstellung:
»Ich mache nicht mehr so viele Fehler und will auch nie mehr so aufgeregt sein, wenn ich ein Diktat schreibe.«

➘ 1. Positiv
Streichen Sie Wörter wie »nicht«, »nie«, »kein« oder Wörter, die mit »un« beginnen. Wenn Ihr Kind sagt: »Ich mache nicht mehr so viele Fehler und will auch nie mehr so aufgeregt sein, wenn ich ein Diktat schreibe«, hat es seine Aufmerksamkeit darauf gerichtet, was es nicht will. Formulieren Sie den Satz positiv: »Ich will entspannt sein, und wenn wir ein Diktat schreiben, werde ich mich daran erinnern, wie die Wörter geschrieben werden.«

➘ 2. Aktiv
Streichen Sie Wörter wie »kann«, »könnte«, »sollte«, »will« oder »werde«. Wenn Ihr Kind sagt: »Ich will entspannt sein, und wenn wir ein Diktat schreiben, werde ich mich daran erinnern, wie die Wörter geschrieben werden«, dann ist dieser Wille zwar lobenswert, aber die Frage bleibt offen: Wann kann/will/wird Ihr Kind das tun? Heute? Morgen? Oder vielleicht erst nächstes Jahr? Formulieren Sie so, als wäre das Ziel bereits eingetreten: »Ich entspanne mich, und wenn wir ein Diktat schreiben, erinnere ich mich daran, wie die Wörter geschrieben werden.«

➘ 3. Eindeutig

Achten Sie darauf, dass Sie Sätze bilden, die möglichst kurz und klar in ihrer Aussage sind. Statt zu sagen: »Ich entspanne mich, und wenn wir ein Diktat schreiben, erinnere ich mich daran, wie die Wörter geschrieben werden«, sagen Sie lieber: »Beim Diktat bin ich entspannt und schreibe die Wörter richtig.«

Auf diese Art können Sie gut formulierte Ziele erarbeiten. Solche kurzen und klare Sätze kann sich Ihr Kind leicht merken, und wenn es das nächste Diktat schreibt, wird es sich erinnern:

Zielsatz:
»Beim Diktat bin ich entspannt und schreibe die Wörter richtig.«

Weitere Beispiele für Zielsätze:

- Ich lerne schnell und leicht.
- Es fällt mir leicht, zu rechnen.
- Ich konzentriere mich auf das, was wichtig ist.
- Ich erinnere mich an alles, was ich gelernt habe.
- Lernen macht mir Spaß.
- Ich fühle mich sicher, wenn wir einen Test schreiben.
- Es ist in Ordnung, Fehler zu machen.
- Ich lese flüssig.
- Ich treffe mit Sicherheit den Basketballkorb.

Der Zielsatz sollte genau den Wünschen Ihres Kindes entsprechen und es motivieren. Es nützt nichts, wenn Sie einen wunderbaren Satz formulieren und Ihr Kind sagt: »Ah ja. O.k. Dann nehmen wir den eben.« Formulieren Sie den Satz gemeinsam mit Ihrem Kind, denn das Wichtigste ist letztlich, dass es begeistert davon ist, dieses Ziel möglichst bald zu erreichen. Eine kleine Anregung, falls es Ihrem Kind schwerfällt, positive Eigenschaften zu benennen: Sagen Sie doch zu ihm: »Stell dir vor, du kannst dir von einer Fee für das nächste Diktat drei Dinge wünschen. Was wäre das?« Vielleicht: sich sicher fühlen, entspannt sein, sich an alles erinnern. Formen Sie daraus den Satz: »Sicher und entspannt erinnere ich mich an jedes Wort.«

Arbeiten mit Zielsätzen

Schon alleine das Denken und Aussprechen der Zielsätze sorgt dafür, dass sich die Aufmerksamkeit Ihres Kindes in die gewünschte – nämlich positive – Richtung wendet. Denn sobald wir uns immer wieder vorstellen, dass wir unser gewünschtes Ziel erreichen, stimulieren wir unser Gehirn in positiver Weise. Dadurch wird ein neues Verhalten ausgelöst. In unserer Vorstellung ist die perfekteste Leistung möglich. Und erst durch die Vorstellung wird eine – wie auch immer gewünschte – Leistung möglich. Aber diese Wirksamkeit kann noch um einiges verstärkt werden: Ihr Kind sucht sich seinen Lieblinsgssatz aus. Machen Sie diesen Satz zum Thema der nächsten Wochen. Motivieren Sie Ihr Kind, die verschiedenen Leichter-lernen-Übungen zu machen, während es sich gedanklich mit seinem Satz beschäftigt oder – noch besser – diesen Satz laut vor sich hin spricht.

Um die richtigen Übungen zu finden, gibt es mehrere Möglichkeiten:

- Ihr Kind sucht sich diejenigen Übungen aus, auf die es gerade Lust hat
- Sie suchen die Übungen aus (alleine oder mit Ihrem Kind), die thematisch gut zum Ziel passen (siehe Leichter-lernen-Übungen unter »Diese Übung hilft Ihrem Kind«)
- Sie machen die nachfolgende Übungsreihe

Leichter-lernen-Übungsreihe (Dauer: 5–6 Minuten)

Bevor Sie mit den Übungen beginnen, soll Ihr Kind an seinen Zielsatz denken und in sich »hineinfühlen«. Wenn es sich eine Schulnote dafür geben müsste, wie weit es von seinem Ziel entfernt ist, welche Note würde das sein? Eine Sechs, wenn es das Gefühl hat, das Ziel läge ganz weit weg, oder eine Drei, wenn es glaubt, schon auf dem Weg zu sein.

Erinnern Sie Ihr Kind, wenn es jetzt gleich die Übungen macht, immer wieder daran, dass es an seinen Zielsatz denkt oder diesen laut ausspricht.

Jetzt kann es losgehen:

- Ihr Kind trinkt ein großes Glas Wasser.
- Als Erstes massiert es die Wachmacherpunkte.
- Als Nächstes kommen die Muntermacherpunkte dran.
- Jetzt schaltet es seine Ohren mit dem Ohrenspitzer ein.
- Dann malt es mehrere Liegende Achten in die Luft.
- Nun folgen ein paar Überkreuzbewegungen – der Türenöffner.
- Zum Schluss hält es sich (oder Sie halten ihm) Stirn und Hin-

terkopf, und dabei lässt es seine Augen langsam zweimal links- und danach zweimal rechtsherum kreisen.

Am Ende der Übungen angelangt, spürt Ihr Kind nochmals in sich hinein. Hat es sich seinem Ziel schon ein wenig genähert, und die Note verändert sich? Prima!

Wenn es mal nicht so klappt ...

Was passiert, wenn sich Ihr Kind von seinen negativen Erwartungen nicht trennen kann? Wenn eine zweifelnde Stimme immer wieder mahnt, das Ziel (von dem es zuvor dachte, es locker erreichen zu können) sei zu hoch gesteckt? Wenn sich unangenehme Gefühle in seinem Bauch breitmachen?

Auch dafür gibt es eine Lösungsmöglichkeit: die »Emotionale Stressreduzierung« (siehe Seite 51 ff.). Wenden Sie diese Methode bei Ihrem Kind immer wieder an, bis sich auch der letzte Zweifel verflüchtigt hat.

Ein weiterer Widersacher auf dem Weg zum Ziel oder zum erfolgreichen Lernen ist die »Psychologische Umkehr«. Immer dann, wenn wir das Gefühl haben, es sei alles hoffnungslos, nichts lasse sich mehr positiv verändern oder wir säßen in »einem Loch«, ist es nötig, den Akupunkturpunkt Dünndarm 3 an den Händen zu klopfen. Sie finden diesen Punkt, wenn Sie mit dem Finger über die Außenkante Ihrer Hand fahren. Unter dem Grundgelenk des kleinen Fingers befindet sich eine Kuhle, dort ist die richtige Stelle. Ihr Kind klopft diese Stelle mit zwei Fingern, während es mindestens dreimal sagt: »Trotz meiner Unlust zu lernen liebe, respektiere und akzeptiere ich mich aus ganzem Herzen, so wie ich bin.« Vielleicht passt einer dieser Sätze noch besser: »Trotz meiner schlechten Note …« oder »Trotz meiner Angst vor der Klassenarbeit …«

Anschließend klopft es den Akupunkturpunkt an der anderen Hand und sagt den Satz auch dreimal.

Vielleicht haben Sie Lust, diese Klopftechnik selbst einmal auszuprobieren, wenn Sie sich beispielsweise über sich geärgert haben, weil Sie einen Fehler gemacht haben? In diesem Fall sagen Sie während des Klopfens den Satz: »Obwohl ich einen Fehler gemacht habe, liebe, respektiere und akzeptiere ich mich aus ganzem Herzen und vergebe mir.«

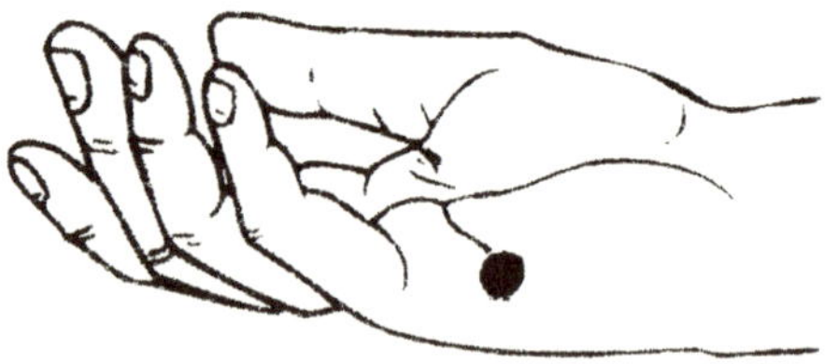

Klopfpunkt

Ernährung

Leben im Schlaraffenland – und dennoch mangelernährt?!

Obwohl es uns hierzulande an nichts fehlt, erscheinen in den Medien immer häufiger Meldungen über zu dicke und dennoch mangelernährte Kinder. Niemand leidet bei uns Hunger (laut Statistik ist jedes dritte Kind zu dick!), doch viele Kinder zeigen Defizite in Bezug auf Vitamine und Mineralstoffe.

In unseren Beratungsstunden fragen wir die Kinder grundsätzlich nach ihren Ernährungsgewohnheiten. Auf der Hitliste ganz oben stehen meist die typischen Kinderlieblingsessen wie: Pizza, Pommes, Nudeln mit Sauce und Hamburger. Obst und Gemüse werden selten aufgezählt, aber bei Nachfrage stellt sich heraus, dass viele Kinder auch öfter gesunde Nahrungsmittel essen würden. Manchmal kommt es nur darauf an, wie wir Lebensmittel anbieten oder vermitteln, warum es gut und wichtig für unseren Körper ist, Salat, Obst und Gemüse zu essen. Weiß ein Kind, dass eine Banane eine praktisch verpackte Energieladung voller Kalium und Magnesium ist und dem Gehirn hilft, die Lernfähigkeit zu verbessern, sind die Chancen, dass es öfter zur Banane greift, viel größer. Oder die Sache mit den Nüssen: Das sind echte Energie-Champions. Das Gehirn mag sie besonders, weil vor allem Vitamin-B-Komplex, Vitamin E, Magnesium und Zink darin enthalten sind.

In der Kinesiologie unterscheiden wir zwischen Lebensmitteln und Nahrungsmitteln. Zu Lebensmitteln zählen naturbelassene, unbehandelte, qualitativ hochwertige Produkte, die dem Körper die notwendigen Stoffe liefern, die er braucht, um gesund und vital zu bleiben. Es handelt sich also um Produkte, die dem Körper Energie zuführen. Nahrungsmittel dagegen ernähren den Körper lediglich. Das Hungergefühl wird gestillt, der Körper erhält aber keine aufbauende Energie. Völlegefühl nach einer Mahlzeit oder das Bedürfnis, sich hinzulegen, deuten darauf hin, dass der Körper zu viel Energie benötigt, um die aufgenommene Nahrung zu verarbeiten. Zu Nahrungsmitteln zählen alle industriell gefertigten Produkte ebenso wie Weißmehl und Zucker.

Aber nicht jeder Mensch reagiert gleich! Was dem einen bekommt, kann für den anderen ganz und gar unverträglich sein. Auch wertvolle Lebensmittel können durch Unverträglichkeit Lernblockaden hervorrufen.

Nahrungsmittelunverträglichkeiten

In der klassischen Ernährungslehre gelten beispielsweise Milch und Milchprodukte als ein absolutes Muss für Kinder. Von der Nahrungsmittelindustrie werden Milchprodukte als gesund angepriesen; Kinder sollen gezielt durch die verlockende Verpackung und Werbung angesprochen werden. Sicher ist Milch reich an Mineralien und Vitaminen, doch viele Menschen können industriell verarbeitete Milch nicht richtig verdauen. Vor allem wegen ihres hohen Kalziumgehalts gilt Milch als knochenwachstumsförderndes »Wundergetränk«. Aber neben Kalzium enthält Milch auch viel Phosphor. Kalzium und Phosphor sind Gegenspieler, das heißt, sie heben sich in ihrer Wirkung gegenseitig auf. Milch enthält fünf Teile Phosphor im Verhältnis zu drei Teilen Kalzium. Dadurch kommt es, wenn wir Milch trinken, sogar zu einem Minus an Kalzium. Mit anderen Worten: Milch ist ein Kalziumräuber! Eine wesentlich sicherere Kalziumzufuhr erreichen Sie durch das Verzehren von Sesam, Amaranth (ägyptisches Getreide, erhältlich im Naturkostladen), Leinsamen, Karotten, Mandeln, Haselnüssen und Sonnenblumenkernen.

Viele Kinder reagieren mit einer Unverträglichkeit auf Milch und Milchprodukte, die homogenisiert und pasteurisiert wurden. Das kann sich in Symptomen wie Verschleimung der Atemwege, Hautausschlägen, Konzentrationsproblemen, Hyperaktivität oder Bettnässen äußern. Manchmal werden Ziegen- und Schafsmilch besser vertragen.

Ein weiteres Problem stellen die vielen Zusätze wie Farb- und Konservierungsstoffe dar, die bei empfindlichen Kindern ebenfalls zu zahlreichen körperlichen und psychischen Symptomen führen können. Nicht immer werden die Zusammenhänge zwischen diesen Symptomen und Unverträglichkeiten auf Nahrungsmittel wie Milch, Zitrusfrüchte, Weizen, Ei und Zucker oder Farb- und Konservierungsstoffe erkannt. Wenn die Haut verrückt spielt und immerzu juckt oder Asthmaanfälle einem das Leben schwer machen, werden oft Allergien erkannt, aber bei Konzentrationsproblemen denken wenige an Nahrungsmittelunverträglichkeiten. Für den Körper und das Gehirn gilt auch in diesem Fall die Grundprämisse »Vermeide Stress«, und so muss zuerst das unverträgliche Nahrungsmittel verarbeitet werden, bevor die Konzentration auf eine bestimmte Aufgabe an der Reihe ist. Wie soll Ihr Kind die nötige Energie haben, Textaufgaben zu lösen oder für das Diktat zu üben, wenn sein Körper und sein Gehirn damit belastet sind, schlecht verträgliche Nahrung zu verdauen?

Wenn Ihr Kind also nach dem Essen müde und schlapp ist, zu nichts richtig Lust hat, sich nicht konzentrieren kann, Bauch- oder Kopfschmerzen hat, über Übelkeit klagt, aggressiv oder hyperaktiv ist, kann eine Nahrungsmittelunverträglichkeit vorliegen. In diesem Fall sollten Sie einen Arzt, Heilpraktiker oder einen dafür ausgebildeten Kinesiologen aufsuchen. Wenn die schwächenden Nahrungsmittel gefunden sind, gibt es verschiedene Wege, den Körper so zu stabilisieren, dass er die Unverträglichkeit aufgeben kann. Manchmal muss ein Nahrungsmittel für eine Weile gemieden werden, bevor eine Akzeptanz aufgebaut wird. In der Kinesiologie gibt es mehrere erfolgreiche Verfahren, um Nahrungsmittelunverträglichkeiten zu lindern. Adressen von professionellen Kinesiologinnen und Kinesiologen erhält man von der Deutschen Gesellschaft für angewandte Kinesiologie oder findet man im Internet (siehe Anhang).

Das weiße Gift Zucker

Alle Kinder lieben Süßigkeiten. Mit zuckerhaltigen Nahrungsmitteln geht es bereits beim Frühstück los. Brötchen mit Marmelade oder Nougatcreme, Cornflakes mit Zucker und dazu heißen Kakao. Für die Zuckerindustrie stellen Kinder eine unverzichtbare Zielgruppe dar. Von ihrem Geld wird jährlich alleine in Deutschland eine halbe Milliarde Euro für Süßigkeiten ausgegeben. Die Werbung lässt viele Kinder und auch Erwachsene glauben, dass Zucker ein wichtiger Energiespender in unserer Ernährung sei. Nicht umsonst heißt es: »Mars bringt verbrauchte Energie sofort zurück!« Die Frage ist nur: Für wie lange? Raffinierter Zucker ist reines Kohlehydrat, dem aber sämtliche Vitalstoffe entzogen wurden. Die Verbrennung im Körper erfolgt sehr schnell und regt die Insulinproduktion an. Zunächst gibt es einen Energieschub, ein kurzes »Hoch«, aber genauso schnell ist die Energie wieder verpufft und es entsteht ein erneuter Einbruch der Leistungsfähigkeit. Wenn die Bauchspeicheldrüse nämlich erst einmal Insulin produziert, kann sie nicht so schnell wieder damit aufhören. Die Meldung ans Gehirn heißt dann: »Noch mehr Zucker bitte!« und schwups – wird die nächste Süßigkeit vertilgt. Zusätzlich verbraucht die Verbrennung von Zucker sehr viele B-Vitamine, die wiederum für erfolgreiches Lernen notwendig wären.

Süßer Zucker – saure Stimmung

Zucker nimmt sehr starken Einfluss auf unseren Säure–Basen-Haushalt. Er macht uns sauer, denn er bringt die empfindliche Magen-Darm-Flora aus dem Gleichgewicht. Für einen optimalen Ablauf der Stoffwechselvorgänge ist der Säuregrad von pH 7,4 notwendig. Sobald wir zu viel Zucker und andere säurebildenden Lebensmittel wie Fleisch, Wurst oder Auszugsmehl essen, kippt das Gleichgewicht und bietet einen idealen Nährboden für die im Körper lebenden Hefepilze. Diese Pilze unterstützen den Darm zum Beispiel bei der Verwertung von Vitaminen. Sobald der Körper allerdings übersäuert, breiten sich die Pilze rasant und unkontrolliert aus, allen voran der Candida albicans. Er lebt vom Zucker und fordert immer neuen Nachschub, wuchert weiter, fordert noch mehr Zucker, und so entsteht ein Teufelskreis. Dieser Pilz ist sehr gefährlich, denn bei der Verstoffwechselung von Zucker und schnell verbrennbaren Kohlehydraten, wie sie in Auszugsmehl, Nudeln oder geschältem Reis zu finden sind, produziert er Fuselalkohole, Gase und Toxine. Dieser Alkohol und die Giftstoffe greifen nicht nur die Leber an, sie beeinflussen auch die Konzentrationsfähigkeit, da besonders die Stirnlappen betroffen sind. Die Folgen können sein: mangelnde Aufmerksamkeit, motorische Unruhe, Stimmungsschwankungen, Depressionen, Heißhunger auf Süßigkeiten, Verhaltensprobleme, ständige und extreme Müdigkeit, absolute Antriebsschwäche (Null Bock auf Nix!).

Irreführende Werbung

Die Medien tragen ihren Teil dazu bei, Kinder für bestimmte – oft nicht gerade gesunde – Produkte zu begeistern. Von den laufenden Werbespots im Fernsehen nehmen diejenigen für Lebensmittel fast ein Drittel ein. Im Durchschnitt sehen 8–12jährige Kinder heute täglich zwei Stunden fern. In dieser Zeit laufen eine Menge Werbespots, die zielgerichtet ihre Produkte auf die jungen Konsumenten zuschneiden und dem jeweiligen Alterstrend entsprechend anpreisen. In der Regel werben sie nicht für frisches

Obst und Gemüse oder dafür, klares Wasser zu trinken. Der Hinweis auf den Vitamingehalt der Produkte wird von der Werbung allerdings geschickt eingesetzt, weil wir alle wissen, wie wichtig Vitamine für uns sind. Damit wird überspielt, wie hoch der Anteil an Zucker, Farb- und Konservierungsstoffen, Geschmacksverstärkern oder anderen Zusatzstoffen oft ist.

Optimale Ernährung

Kinder brauchen eine Menge gesunder Lebensmittel, um ihrem Wachstum und dem täglichen Bedarf an Vitaminen, Mineralstoffen und Spurenelementen gerecht zu werden. Doch nicht nur der Körper braucht seine täglich ausgewogene Energiezufuhr, auch das Gehirn benötigt sehr viel Energie. Ein wichtiger Baustein für erfolgreiches Lernen ist die ausreichende Versorgung des Gehirns mit Nährstoffen. Wussten Sie, dass unser Gehirn nur 2% des gesamten Körpergewichts wiegt, dafür aber 20% der vorhandenen Energie verbraucht? Nur wenn das Gehirn ausreichend versorgt ist, können alle komplexen Abläufe optimal funktionieren. Haben wir nicht genug Nährstoffe zur Verfügung, geraten wir schneller in Stress und dadurch in einen desintegrierten Zustand. Dann sind wir nicht mehr voll leistungs- und lernfähig.

Für die bestmögliche Versorgung von Körper und Gehirn brauchen wir täglich eine ausreichende Menge an Kohlehydraten, Proteinen und Fetten.

Kohlehydrate

Kohlehydrate sind ideale Energielieferanten. Sie bestehen aus einer langen Reihe von Zuckermolekülen, die in Glukose umgewandelt werden. Glukose ist die Hauptenergiequelle für das Gehirn. Brot und Nudeln (am besten aus Vollkorngetreide), Kartoffeln, ungeschälter Reis, Hirse und Grünkern: all das sind Lebensmittel, die den Körper ausreichend mit Vitaminen, Mineralien und Ballaststoffen versorgen. Vor allem Vitamine aus der B-Gruppe bieten sehr wichtige Aufbaustoffe für das Gehirn und das Zentralnervensystem. Sie sind in den Schalen der verschiedenen Getreidearten zu finden. Geschältes Getreide, also Weißmehl, helles Roggenmehl oder polierter Reis, enthalten kaum Vitamine und Mineralien.

Weitere wichtige Lieferanten von Kohlehydraten sind Obst und Gemüse. »Täglich fünf Portionen (Handvoll) Obst oder Gemüse« lautet die heutige Empfehlung der deutschen Krebsforschungsgesellschaft. Für manchen mag es im Zeitalter des Fastfood völlig utopisch klingen, wie ein Kind so viel Obst und Gemüse täglich essen soll. Doch Obst und manches Gemüse lassen sich schnell und einfach zu leckeren Zwischenmahlzeiten zubereiten. Ein Teller mit Obstschnitzen der Saison und ein paar Vollkornkekse oder Paprikaspalten, Karottenstifte und Gurkenscheiben mit einem Joghurtdip werden gerne zwischendurch gegessen. Das mag zwar ein wenig mehr Aufwand bedeuten, als einen Marsriegel oder eine Tüte Chips aufzureißen, aber das Gehirn und der Körper freuen sich. Ein heranwachsender Körper benötigt besonders viele gesunde Nährstoffe zum Wachsen, ein ausgewachsener Körper benötigt Nährstoffe, um gesund und leistungsfähig zu bleiben. Genug gute Gründe, einem Apfel den Vorrang zu geben. Da Kinder sehr stark in der Nachahmung leben, sind unsere eigenen Gewohnheiten prägend für die unserer Kinder.

Proteine

Einen weiteren wichtigen Bestandteil unserer Ernährung bilden Proteine, also eiweißhaltige Lebensmittel. Eiweiß ist aus 20 Bausteinen, den Aminosäuren, zusammengesetzt, die der Körper zum Aufbau der Muskulatur, aller Arten von Körperzellen sowie der Hormone und Enzyme benötigt. Diese Aminosäuren kann der Körper nicht selbst herstellen. Sie sind in tierischen Produkten wie Fleisch, Milchprodukten, Eiern und Fisch enthalten. Für Kinder ist die ausreichende Versorgung mit Proteinen besonders wichtig, da bis zum Alter von fünf Jahren 90 % der Nervenzellen und Dendriten gebildet werden (Carla Hannaford: *Bewegung – das Tor zum Lernen*).

Fleisch liefert nicht nur viel Eiweiß, es ist auch ein äußerst wichtiger Lieferant der B-Vitamine. Falls Ihr Kind kein Fleisch mag, können Sie auf Milchprodukte, Soja, Eier und Hülsenfrüchte ausweichen, ebenfalls wichtige Eiweißlieferanten.

Fisch wird von den meisten Kindern geliebt, nicht nur in Form von Fischstäbchen. Er liefert uns leicht abbaubares Protein, ist reich an Mineralstoffen und ist das einzige Lebensmittel unserer Nahrung, in dem Jod reichlich vorkommt.

Fette

Mit Fetten baut der Körper seine Energiereserven auf, fördert den Stoffwechsel, »pusht« das Gehirn und sorgt für freie Arterien. Fette sind nötig, um die Vitamine A, D, E und K zu speichern. Die Körperzellen im Gewebe und in den Organen sind von einer Membran umgeben, die größtenteils aus Fett besteht. Diese Zellen benötigen die richtigen Fette, um daraus Gewebehormone und Muskeln aufzubauen.

Bisher unterschied man lediglich zwischen (ungesunden) gesättigten und (gesunden) ungesättigten Fettsäuren. Fisch hat einen besonders hohen Anteil an mehrfach ungesättigten Fettsäuren, die, wie die heutige Gehirnforschung herausgefunden hat, für das Gehirn von sehr großer Bedeutung sind. Die Omega-3-Fettsäuren, wie sie besonders in fetten Fischsorten wie Lachs, Hering und Makrelen vorkommen, schützen das Nervensystem, verbessern die Sehfähigkeit und das Denkvermögen. Experten sind sich heute darin einig, dass wir zu wenig davon in unserer Nahrung aufnehmen. Weiter findet man ungesättigte Fettsäuren hauptsächlich in pflanzlichen Fetten.

Neueste Kenntnisse unterscheiden auch zwischen kurz-, mittel- und langkettigen Fettsäuren. Der Gesundheitsgrad einer Fettsäure wird nicht mehr nur daran festgemacht, ob sie den Cholesterinspiegel beeinflusst, denn mittlerweile weiß man, dass das eine zu einseitige Sichtweise wäre. Mittelkettige gesättigte Fettsäuren zum Beispiel helfen gegen Viren, Bakterien und Pilze. Sie regen den Stoffwechsel an, steigern die Leistungsfähigkeit, sind leicht verdaulich und stärken das Immunsystem. Mittelkettige Fettsäuren finden sich in Kokosfett, das viel gesünder ist, als man bisher glaubte, wohingegen ungesättigte Fettsäuren nur wirklich gesund sind, wenn diese Öle so frisch wie möglich sind, dunkel und kühl gelagert werden, denn schon kurz nach der Herstellung bilden sich freie Radikale.

Vitamine, Mineralstoffe, Spurenelemente

Die tägliche Zufuhr dieser Stoffe ist unverzichtbar, wenn Körper und Gehirn gesund bleiben und bestmöglich funktionieren sollen. Für alle biochemischen Prozesse in unserem Körper sind sie ein wichtiger Treibstoff. Die Vitamine, Mineralstoffe und Spurenelemente, die wir durch frisch zubereitete Nahrung aufnehmen, kann der Körper am besten verwerten. Die nachfolgenden Stoffe sind für eine gute Gehirnleistung besonders wichtig:

Vitamin-B-Komplex

Dieser Komplex enthält gleich eine ganze Gruppe von Vitaminen. Sie sind verantwortlich für gute Nerven und gute Laune, bessere Gedächtnisleistung und langfristige Konzentration, Entspannung, Sehkraft, mehr Energie und Durchsetzungskraft, leichtere Stressbewältigung und mehr Lebensfreude.

B-Komplex findet man vor allem in Algen, Bierhefe, Vollkornprodukten, Milchprodukten, Fleisch, Leber, Fisch, Sonnenblumenkernen, Reis, Nüssen und Mandeln.

Ein Mangel kann zu Konzentrationsproblemen, Aggressivität, depressiver Verstimmung, Müdigkeit, Schlafstörungen, Lernschwäche, Reizbarkeit, Sehproblemen, Nervosität, Gereiztheit, Vergesslichkeit, Angstzuständen oder Stottern führen.

Vitamin C

Dies ist der Stoff, der uns vor Erkältungen schützt und unsere Psyche gesund erhält. Es stärkt die Konzentration, sorgt für gute Laune und Optimismus und lässt uns Stress besser verkraften.

Vitamin C kommt vor in Holunderbeeren, Kiwis, Südfrüchten, Himbeeren, Brombeeren, Äpfeln, Gemüse, Tofu und Kartoffeln.

Ein Mangel kann sich in Konzentrationsschwierigkeiten, häufigen Infektionen, Müdigkeit, Nervenschwäche, depressiven Verstimmungen oder Schlafproblemen zeigen.

Vitamin D

Dieses Vitamin produziert der Körper selbst, sobald wir uns – vor allem bei Sonnenschein – im Freien aufhalten. Es beruhigt die Nerven und sorgt für gute Stimmung und Entspannung. Vitamin D kommt vor allem in Fisch, Vollkornprodukten und Eiern vor.

Ein Mangel kann zu Konzentrationsproblemen, Müdigkeit, Antriebsarmut, depressiver Verstimmung oder Nervosität und Gereiztheit führen.

Kalium

Dieser Stoff könnte bei Müdigkeit und Erschöpfung fehlen. Kalium kommt vor in Gemüse, Kartoffeln, Vollkorngetreide, Hülsenfrüchten, Nüssen, Sonnenblumenkernen, Sesam und Obst.

Kalzium

Der Mineralstoff Kalzium könnte verantwortlich für Müdigkeit, Nervosität, schlechte Stimmung oder Reizbarkeit sein. Kalzium findet sich in Milch, Milchprodukten, Hülsenfrüchten, Nüssen, Sesam, Sonnenblumenkernen, grünem Blattgemüse, Kohlrabi und Melasse.

Magnesium

Bei plötzlicher Ermüdung, Reizbarkeit, Furchtsamkeit, Überempfindlichkeit gegenüber Lärm, Streitlust, Depressionen, Konzentrationsschwäche oder Kopfschmerzen hilft Magnesium. Es kommt vor in Vollkorngetreide, Reis, Hülsenfrüchten, Kartoffeln, Gemüse, Nüssen, Sonnenblumenkernen, Sesam und Melasse.

Jod

Jod könnte wichtig sein bei Müdigkeit und Lustlosigkeit. Es findet sich in Fisch, Algen(-tabletten), Wasser, Meersalz und jodiertem Speisesalz.

Zink

Bei mangelnder Konzentration, schlechtem Wachstum oder Depressionen könnte ein Zinkmangel vorliegen. Zink kommt vor in Fleisch, Fisch, Milch, Milchprodukten, Eigelb, Vollkorngetreide, Nüssen, Sonnenblumenkernen, Sesam und Kakao.

Wasser

Genauso wichtig wie das, was wir essen, ist das, was wir trinken. Das Lieblingsgetränk des Körpers ist Wasser! Das liegt daran, dass unser Körper – je nach Alter – aus 60 bis 80 % Wasser besteht. Wir können zwar wochenlang ohne Nahrung leben, doch nach ein paar Tagen ohne Wasser trocknen wir aus. Unser Körper benötigt Wasser, um Giftstoffe und Stoffwechselreste auszuschwemmen, aber auch, um unsere inneren Organe gesund zu erhalten. Wasser ist unersetzlich, um lebenswichtige Enzyme, Hormone, chemische Botenstoffe (Neurotransmitter) und Nährstoffe zu lösen und zu transportieren, es hält unsere Haut elastisch und glatt. Auch die elektrischen und chemischen Abläufe in Gehirn und Zentralnervensystem sind von einer ausreichenden Wassermenge im Körper abhängig. Wasser leitet Informationen innerhalb des Gehirns und vom Gehirn zu den Empfängerorganen weiter. Je mehr Wasser in unserem Körper ist, desto besser funktioniert die Kommunikation innerhalb der einzelnen Organe.

Am besten und schnellsten kann unser Körper pures Wasser aufnehmen, also ohne Kohlensäure oder irgendwelche Zusätze wie Kräuter, wenn wir Tee kochen. Alles, was nicht pures Wasser ist, wird vom Körper wie ein Nahrungsmittel verwertet. Es nützt ihm nichts, wenn wir literweise Cola, Limonade, Kaffee oder schwarzen Tee trinken. Unser Durstgefühl ist dadurch zwar verschwunden, dennoch hat der Körper nicht bekommen, was er zum optimalen Funktionieren braucht. Im Gegenteil: Diese Getränke entziehen ihm zusätzlich Wasser. Außerdem muss er Zeit und Energie aufwenden, um Farb- und Konservierungsstoffe, Koffein und Zucker auszufiltern. Das Fatale daran: Für diese Filterarbeit benötigt er wiederum Wasser, obwohl er bereits durch die dehydrierende Wirkung dieser Getränke unter Wassermangel leidet.

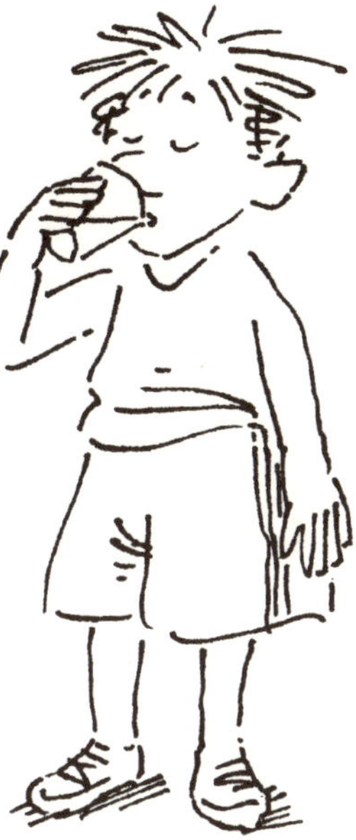

Wasser, das Lieblingsgetränk des Körpers

Wenn wir Erwachsene beispielsweise drei Tassen Kaffee oder schwarzen Tee trinken, ist es deshalb wichtig, die gleiche Menge an Wasser zur Verarbeitung dieser Getränke zu uns nehmen. Sie trinken gerne diese belebenden Getränke? Machen Sie es doch, wie es in vielen südeuropäischen Ländern üblich ist: zu einer Tasse Kaffee oder Espresso wird ein Glas Wasser getrunken.

Natürlich spricht nichts dagegen, wenn ein Kind hin und wieder, zum Beispiel im Restaurant oder auf einer Geburtstagsfeier, Limonade oder Cola trinkt. Der tägliche Genuss dieser Softdrinks führt allerdings zu Übersäuerung und Dehydrierung. Ist der Körper dehydriert, kann das Kopfschmerzen, Magen- und Darmprobleme, Rücken- und Nackenschmerzen, Depressionen, Schlappheit oder chronische Müdigkeit hervorrufen. Außerdem führt Wassermangel durch die verminderte Weiterleitung der Nervenimpulse innerhalb des Gehirns auch zu Konzentrationsschwierigkeiten und zur Beeinträchtigung des Kurzzeitgedächtnisses. Wenn wir »auf der Leitung stehen«, einen »Blackout« oder »ein Brett vor dem Kopf« haben, wissen wir, dass unser Gehirn gerade im Stress ist. Unter Stress benötigt der Körper vermehrt Wasser, deshalb können ein oder besser gleich zwei Gläser Wasser eine schnelle Hilfe sein. Auch wenn Ihr Kind beim Lernen oft nervös und unruhig ist, kann Wasser eine einfache Lösung sein. Das schluckweise Trinken beruhigt und stabilisiert Ihr Kind.

Den individuellen Mindestbedarf an reinem Wasser berechnet man wie folgt: Teilen Sie Ihr Körpergewicht durch drei. Das Ergebnis teilen Sie durch vier. Heraus kommt die notwendige Anzahl Gläser (0,2 l) Wasser pro Tag. Beispiel: Sie wiegen 60 kg. 60 : 3 = 20. 20 : 4 = 5. Sie sollten also bei einem Gewicht von 60 kg mindestens 5 Gläser (= 1 Liter) Wasser pro Tag trinken, an stressigen Tagen allerdings die doppelte Menge. Diese Mengenangabe bezieht sich wirklich nur auf das Wasser, das Sie pro Tag benötigen, andere Getränke nicht mitgerechnet. Wichtig: Wasser sollte am besten möglichst gleichmäßig über den ganzen Tag verteilt getrunken werden.

Kochen mit allen Sinnen

Wenn uns die Zusammenhänge von gesunder Ernährung und geistiger sowie körperlicher Leistungsfähigkeit klar sind, fällt es leichter, die Ernährung ein wenig umzustellen und gemeinsam mit Kindern einfache und leckere Rezepte auszuprobieren. Schauen Sie zusammen mit Ihrem Kind Kochbücher mit appetitanregenden Fotos durch und fragen Sie es, worauf es Lust hat. Wenn Ihr Kind schon lesen und rechnen kann, tut sich hier ein weites Betätigungsfeld auf: Mengen bemessen, vor Augen haben, dass 500 g Mehl einen viel höheren Berg bildet als 200 g Mehl oder dass ein Teelöffel Salz zu viel das ganze Essen ruinieren kann, während ein Teelöffel Zucker zu viel den Geschmack eines Kuchens überhaupt nicht beeinflusst. So lernen Kinder ganz nebenbei Bezüge herzustellen, die für das alltägliche Leben nützlich sind.

Die Guten ins Töpfchen, die Schlechten ins Kröpfchen …

Die Küche ist ein sehr geeigneter Ort, um alle Sinne spielerisch zu schulen.

Sehen

Dass das Auge mitisst, merken wir spätestens dann, wenn uns beim Anblick einer Speise vor Appetit »das Wasser im Munde zusammenläuft«. Kinder lieben es, Speisen zu verzieren und sich daran zu verkünsteln – eine kreative Beschäftigung, die feinmotorisches Geschick fördert. Kombinieren und herausfinden, welche Lebensmittel zusammen schmecken, erweitert den (Geschmacks-)Horizont Ihres Kindes.

Riechen
Die Nase gibt Auskunft über den Zustand eines Lebensmittels: lecker oder ekelig? Riecht etwas schlecht, schützt uns das davor, Verdorbenes zu essen. Der Geruchssinn ist der einzige Sinn, der nicht vom Thalamus gefiltert wird. Was wir riechen, wird direkt an den Cortex weitergeleitet, und zwar dorthin, wo bewusste Entscheidungen gefällt werden. Wenn es angebrannt riecht, reagieren wir augenblicklich, um Schaden zu vermeiden. Der Geruchssinn unterstützt den Geschmackssinn. Das merken wir spätestens, wenn wir verschnupft sind.

Schmecken
Auf unserer Zunge befinden sich Geschmacksknospen, um vier verschiedene Geschmacksrichtungen zu unterscheiden: süß, sauer, salzig und bitter. Unbekannte Lebensmittel auszuprobieren weckt Neugierde und erweitert den Horizont. Nicht alle haben gleiche Vorlieben, und im Laufe der Jahre ändert sich der Kindergeschmack immer wieder. Selbst wenn Ihr Kind manches nicht so gerne mag, ist heute die Vielfalt an Lebensmitteln so groß, dass für jeden Geschmack reichlich Gesundes zur Auswahl steht.

Tasten
Ein pelziger Pfirsich fühlt sich anders an als eine glatte Tomate, bei Mangos oder Avocados kann man den Reifegrad erfühlen. Beim Verarbeiten von Obst oder Gemüse werden feinmotori-

sche Fertigkeiten in Verbindung mit dem Tastsinn geübt. Eine Banane schneidet sich durch den Druck, der auf das Messer ausgeübt wird, ganz anders als eine Kartoffel oder ein Brot. Ihr Kind erreicht dadurch Fingerfertigkeit, die es auf anderen Gebieten braucht. Denn Geschicklichkeit in den Händen wird in der Schule vorausgesetzt.

Hören
Trotz den vielen unterschiedlichen Geräuschen, die bei der Essenszubereitung entstehen – in der Pfanne brutzelt es, Wasser sprudelt, und wenn man ein Steak in die Pfanne legt, zischt es –, ist es wichtig, sich nicht ablenken zu lassen, sondern sich auf das, was man gerade tut, zu konzentrieren und dennoch den Gesamtüberblick zu behalten.

Küchen-Spiele

Es gibt viele Möglichkeiten, den Geschmackshorizont von Kindern zu erweitern, das Wichtigste ist natürlich, auszuprobieren. Um möglichst viele Lebensmittel kennenzulernen und gleichzeitig das Gedächtnis zu trainieren oder die Sinne anzuregen, bieten sich folgende Spiele an:

Erbsen, Bohnen, Linsen …

Es funktioniert wie »Stadt, Land, Fluss«, man kann es mit Papier und Stift oder einfach nur als Brainstorming spielen. Jeder nennt einfach alle Lebensmittel, die ihm zu dem betreffenden Buchstaben einfallen. Ein Mitspieler sagt laut »A« und buchstabiert dann leise weiter. Ein anderer, zuvor bestimmter Mitspieler, sagt zu einem beliebigen Zeitpunkt »Stopp«. Der Alphabetaufsager hält in diesem Moment an und teilt den anderen Mitspielern den Buchstaben mit, bei dem er gerade war. Sagen wir mal »M«. Nun schreiben alle Mitspieler sämtliche Lebensmittel, die mit »M« anfangen, auf: Möhren, Mandeln, Mandarinen, Miesmuscheln, Multivitaminsaft, Mais, Mirabellen, Melone, Muskatnüsse, Makrelen ... Wer die meisten Lebensmittel gefunden hat, ist Sieger.

Man kann das Ganze natürlich auch spielen, um sich eine langweilige Autofahrt zu verkürzen, oder im Restaurant während der Wartezeit, um so richtig Appetit aufkommen zulassen.

Spürnase

Machen Sie mit Ihrem Kind dieses Spiel, um seinen Tastsinn anzuregen: Verbinden Sie ihm die Augen und lassen Sie es ertasten, um welches Lebensmittel es sich handelt: Nudel, Kartoffel, Birne, Avocado, Erdnuss, Zwiebel ...? Die Nase darf natürlich auch mithelfen!

Schleckermaul

Bereiten Sie verschiedene Geschmacksproben vor:

Apfelstücke – Birnenstücke
Trauben – Datteln
Banane roh – Banane getrocknet – Bananenchips
Mandeln – Haselnüsse – Walnüsse – Erdnüsse

Karotten – Paprika – Gurke
Saure Gurken – Oliven

Der Fantasie sind keine Grenzen gesetzt, nehmen Sie das, was eben gerade so im Haus ist. Wichtig ist, dass Sie alles mit einem Tuch abdecken, so dass die Kinder nicht sehen können, was angeboten wird. Nun werden dem Kind, welches als Erstes an der Reihe ist, die Augen verbunden. Es bekommt ein Häppchen zu probieren und soll erraten, was es gegessen hat. So geht es reihum, bis jeder mal probiert hat. Mit diesem Spiel trainiert Ihr Kind seinen Geschmackssinn.

Das Gras wächst nicht schneller, wenn man daran zieht

Sicher ist es wichtig und sinnvoll, die Begabungen, die ein Kind hat, zu fördern. Aber heute ist es nicht selten, dass Grundschüler keinen freien Nachmittag zum Spielen haben. Montags steht vielleicht Musikunterricht auf dem Programm, dienstags Basketball, mittwochs Logopädie, donnerstags Malschule und freitags Pferdehof. Natürlich machen diese Dinge Spaß und sind eine Bereicherung, sobald man sie kann. Bei der Anmeldung zum Musikunterricht oder zur Theatergruppe dürfen wir aber nicht übersehen, dass zu Hause, zusätzlich zu den Schul-Hausaufgaben, geübt werden muss. Da bleibt kaum Freizeit, und das führt sehr oft zu unnötigem Stress, nicht nur für die Kinder. Die Eltern (meist sind es die Mütter) chauffieren ihre Kinder von da nach dort. Oft findet sich nur beim Rumkutschieren der Kinder endlich einmal die Gelegenheit, ein zusammenhängendes Gespräch zu führen. Bei solch einem vollgestopften Terminplan fehlen Ruhe und Entspannung und die Möglichkeit für ein Kind, zu spielen, um die Eindrücke des Tages zu verarbeiten. Kinder brauchen, genau wie wir Erwachsenen, Zeit für sich. Zeit zum Nachdenken, Spielen, Kuscheln, Toben, Herumtrödeln, Lesen, Malen und einfach zum Wachsen. Diese Zeit ist wichtig und schön und das Beste, was wir unseren Kindern mit auf den Weg geben können.

Leben heißt auch, Zeit füreinander zu haben, für die Belange des Kindes Interesse zu zeigen und Raum zu lassen für die Entwicklung der Persönlichkeit. Das heißt: Hinschauen, was für eine Persönlichkeit wächst da heran? Was braucht dieses Kind? Oft haben Eltern bestimmte Erwartungen. Manche sind ihnen bewusst, andere sind unbewusst. Auch eigene Wünsche der Eltern (oder Großeltern), zum Beispiel Berufsträume, die sie nicht verwirklichen konnten, werden gerne an Kinder delegiert.

Ein Kind spürt sehr genau, wenn es die Erwartungen, die an es gestellt werden, nicht erfüllen kann, weil die vorausgesetzten Fähigkeiten nicht zu seinen Stärken zählen. Aus Angst, etwas falsch zu machen und damit die Eltern zu enttäuschen, nimmt es sich zurück, verliert sein Selbstvertrauen und blockiert die Entwicklung seiner wirklichen Talente. Infolgedessen fühlt es sich vielleicht als Versager und kennt seine tatsächlichen Bedürfnisse entweder gar nicht oder traut sich nicht, sie zu erforschen oder unbefangen zu äußern. Am Ende hängt es nur noch lustlos und frustriert vor dem Fernseher oder dem Computer herum.

Meist wollen Eltern das Beste für ihre Kinder. Wenn ihnen bewusst wird, dass die Entwicklung ihrer Kinder nicht ihren Vorstellungen und Erwartungen entspricht, machen sie sich Sorgen um deren Zukunft. Der gesellschaftliche Druck und der raue Zeitgeist verlangen immer bessere Schulleistungen und stellen höhere Anforderungen an die berufliche Qualifikation, denn »nur der Beste gewinnt«. Wenn wir uns zu viel um die Zukunft unserer Kinder sorgen, nehmen wir uns damit jedoch die Kraft, in der Gegenwart mit den Kindern zu leben. Meist beginnt ein sehr unglücklicher Kreislauf durch Druck der Eltern und endet mit immer mehr Unlust der Kinder. Hier ist es sehr wichtig, frühzeitig Rat zu suchen. Auf Familientherapie oder Kinesiologie spezialisierte Fachpersonen können eine gute Unterstützung sein.

Welche Talente hat Ihr Kind?

Damit es gar nicht so weit kommt, kann es sehr hilfreich sein, sich klarzumachen: Welche Erwartungen habe ich an mein Kind? Welche hat mein Partner? Was davon sind unsere verborgenen Wünsche? Aber auch: Wie möchte mein Kind am liebsten seine Freizeit verbringen? Förderung hin oder her, die Nachmittagsaktivitäten sollen Spaß machen und das Kind in seinen Begabungen unterstützen. Es nützt dem Pummelchen nichts, wenn es sich auf der Eisbahn abmühen muss, weil seine Mutter gerne eine Eiskunstläuferin wäre. Der Fußballcrack wird sich im Stadion wohler fühlen als im Konzertsaal. Selbst wenn wir mit den Interessen unserer Kinder wenig anfangen können, sollten wir diese nicht im Keim ersticken, sondern fördern. Auch wenn wir uns nicht vorstellen können, dass Fußball eine wunderbare Freizeitbeschäftigung sein kann, ist es trotzdem in Ordnung, wenn unser Kind dafür eine Leidenschaft entwickelt. Wenn ein Kind in seiner Begabung nicht erkannt und zu Aktivitäten gezwungen wird, die seinen Fähigkeiten nicht entsprechen, wird auch noch die Freizeit zum Stress. Gezielte Förderung der Begabung wird dem Kind Spaß machen und sein eigenes Interesse voranzukommen wecken. Es wird Selbstvertrauen und Durchhaltevermögen aufbauen. Wenn die eigene Lust am Tun und die Befriedigung, etwas geschafft zu haben, zum Antrieb werden, sind alle Sinne geöffnet und Vorankommen macht Lust auf mehr Erfolg. Das sind Fähigkeiten, die für die Zukunft unseres Kindes wichtig sind.

Checkliste Talente

Werfen Sie einen Blick auf unten stehende Checkliste und überprüfen Sie: Was fällt Ihrem Kind leicht? Wo muss es sich eher bemühen?

____ Bewegt sich Ihr Kind gerne?
____ Hat es Spaß an sportlichen Herausforderungen?
____ Hat es ein gutes Ballgefühl?
____ Tanzt es gerne?
____ Hat es Spaß an Rhythmen?
____ Hat es Interesse an klassischer Musik?
____ Schreibt es gerne eigene Texte?
____ Spielt es gerne Theater?
____ Lernt es gerne und leicht auswendig?
____ Hat es Spaß an Versen?
____ Ist es sprachgewandt und spricht gerne vor anderen Menschen?
____ Malt oder zeichnet es gerne?
____ Hat es Spaß an Farben und Formen?
____ Ist es geschickt mit seinen Fingern und Händen?
____ Ist es fantasievoll?
____ Hat es technisches Interesse und Fähigkeiten?
____ Interessiert es sich für Strukturen?
____ Bastelt es gerne?

____ Experimentiert es gerne?
____ Entwirft es gerne Pläne?
____ Ist es intuitiv?
____ Mag und versorgt es gerne Tiere?

Spielen

Spielen liegt in der Natur des Menschen. Es ist ein Grundbedürfnis, eine elementare Art, sich auszudrücken, und dieses Bedürfnis sucht nach Befriedigung. Im Spiel lernen Kinder die Welt kennen: sie erforschen Zusammenhänge, erkunden ihre Umwelt, gehen Beziehungen ein und stecken Grenzen ab. Die geistigen, motorischen, emotionalen und sozialen Fähigkeiten werden trainiert und gefestigt. Spielen ermöglicht Kindern, ihren Erfahrungsraum zu erweitern, ihre Kreativität einzusetzen oder auf eine leichte Art Lösungen für Probleme zu finden.

Ein Beispiel: Ein Kind sitzt inmitten seiner Bauklötze und hat das Bild eines Turmes vor seinem inneren Auge. Es beginnt, Klötze aufeinanderzustapeln: ein Klotz, zwei Klötze, drei Klötze. Beim fünften Klotz wackelt der Turm und fällt um. Es beginnt von Neuem: ein Klotz, zwei Klötze … Diesmal schafft es bereits, acht Klötze aufeinanderzustapeln, bevor das Bauwerk in sich zusammenfällt. Nun beginnt das Spiel von vorne, schließlich soll der Turm ganz hoch werden.

Ein Kind, das in der Vergangenheit Vertrauen aufbauen konnte, wird unermüdlich üben, bis es sein Ziel erreicht hat, und dabei enorm viele Fähigkeiten erwerben, angefangen bei physikalischen Grundgesetzen (die großen Klötze tragen die kleinen

Klötze besser als umgekehrt) über Feinmotorik (die Klötze müssen mit Fingerspitzengefühl gestapelt werden), Hand-Augen-Koordination (die Klötze müssen genau passend aufgelegt werden) bis hin zu Ausdauer (gibt es zu schnell auf, wird es sein Ziel nie erreichen). Greifen wir zu früh in das Spiel ein, nehmen wir dem Kind wichtige Erfahrungen und bringen es um sein Erfolgserlebnis. Manchmal braucht es vielleicht etwas länger, um die optimale Lösung zu finden. Aber das Gefühl, etwas alleine fertig gebracht zu haben, ist wunderbar und stärkt das Selbstvertrauen. Ein Kind, das gut und ausdauernd spielen kann, erwirbt damit die Fähigkeit, auch später bei Schulaufgaben ruhig und konzentriert zu arbeiten.

Spielen ist also nicht nur Zeitvertreib, sondern viel mehr: es bildet die Basis für späteres schulisches Lernen. Alle Sinne werden beim Spielen gefordert und trainiert. Unendlich viele Vernetzungen im Gehirn werden in den ersten Lebensjahren ausgebildet und verzweigt. Je mehr Anregungen ein Kind bekommt, desto mehr Verknüpfungen werden erstellt, die bei Bedarf genutzt werden können. Es ist Elternaufgabe, Anregungen zu geben, wie etwa, das richtige, dem Alter entsprechende Spielzeug bereitzustellen und zu zeigen, was man damit alles machen kann. Wichtig ist, das Kind damit experimentieren zu lassen, ohne alles besser zu wissen oder zu können. Es ist wunderbar, zu beobachten, wie ein Kind im Spiel seine Probleme löst. Dadurch baut es Vertrauen in sein Tun auf. Es erfährt, dass es in der Lage ist, alleine Lösungen für Lernaufgaben zu finden.

Durch solche Erfolgserlebnisse werden die Belohnungsbahnen des Gehirns angeregt, was zu einem Glücksgefühl führt, und der Kreis schließt sich, weil das Kind denkt: »Das war schön, das mache ich wieder.« Somit ist Lernen ein natürlicher Prozess, der Freude bereitet, Neugierde weckt, selbstsicher und stark macht.

Spielen in der Natur

Kinder machen noch viel intensivere Sinneserfahrungen als Erwachsene. Manche dieser Sinneseindrücke prägen sich tief ein, und selbst als Erwachsene erleben wir manchmal ein kindliches Glücksgefühl, wenn uns ein Geruch, der an Omas Sonntagskuchen erinnert, in die Nase zieht oder der erste Sommerwind durch die Bäume streift und uns leicht berührt. Deswegen ist es sehr wichtig, Kindern viel Zeit zum sinnvollen Spielen, bei dem alle Sinne eingesetzt werden, zu bieten. Spiele an der frischen Luft, mit Sand, Erde, Wasser, Hütten bauen, Versteck spielen: All das ist heute nicht mehr so einfach. Es gibt immer mehr Autos und immer weniger Freiräume, die sich zum Spielen eignen. Dennoch ist spielen in der Natur für die Entwicklung der Sinne und das Erproben der Beweglichkeit unersetzlich. Da sind wir Erwachsenen wieder gefordert, in der Freizeit Impulse zu geben und mit den Kindern in die Natur zu gehen. Es kann für die ganze Familie ein sehr spannender und entspannender Nachmittag sein, wenn die Kinder an einem Bach beschäftigt sind oder sich ein Lager im Wald errichten. Meistens braucht es gar nicht viel an Anregung, und die Kinder finden in ihr Spiel, während wir Erwachsenen die Zeit für uns nutzen können. Und ganz nebenbei macht das Kind, während es spielt, unendlich viele, sich tief einprägende Sinneserfahrungen: Das Gras ist weich unter den Füßen, der Bach ist kalt mit steinigem Boden, die Tannennadeln kitzeln ein wenig, die Baumrinde ist rau und riecht würzig, die Äste knacken beim Darüberlaufen, und man muss darauf achten, nicht zu stolpern. Aus gesammelten Ästen kann man ein Floß bauen, aus Rinden Schiffchen schnitzen und sie den Bach hinunterschicken.

Spielen zu Hause

Auch zu Hause gibt es zahlreiche Möglichkeiten, die Sinne zu schulen. Heute gibt es ein riesiges Angebot an Spielsachen, und bei manchen bleibt die Frage offen, wozu das nutzen soll … Liegen im Kinderzimmer zu viele Spielsachen herum, wissen Kinder häufig nicht, womit sie spielen sollen. »Weniger ist mehr« könnte hier ein hilfreiches Konzept sein. Wenige gute Spielsachen, die das Kind mehrere Jahre begleiten und sich ergänzen lassen, bringen mehr Freude als viele kleine Einzelteile. Eine Puppe oder ein Kuscheltier sind lange Jahre wichtige Begleiter, einerseits unentbehrlich zum Kuscheln oder Einschlafen, andererseits gute Zuhörer und Tröster bei Kummer. In Teenagerzimmern findet man sie als Kopfstütze zum Lesen wieder. Beim Anschaffen von Spielsachen sollten wir den »Aufräumfaktor« bedenken. Aufräumen ist ein wichtiger Teil des Spielens, nur leider nicht sonderlich beliebt. Schade! Denn auch hierbei gibt es viel zu lernen. Da wird sortiert: jedes Teil in seine Kiste, dieses hat seinen Platz da, jenes dort. Es gibt Gesetzmäßigkeiten und Regeln zu beachten, sonst findet man die Sachen nicht wieder. Oft wird Aufräumen zum echten Stressfaktor am Abend und endet nicht selten mit Streit und Drohungen. »Wenn du das nicht aufräumst, nehme ich es dir weg! Da kannst du dann mal sehen, womit du spielst!« Das hilft selten, die meisten Kinder schalten daraufhin völlig auf Durchzug, trödeln herum und stellen uns vor die unangenehme Situation, die Drohung wahr zu machen, obwohl wir es so vielleicht gar nicht gemeint haben. Viel leichter ist es, das Aufräumen ins Spiel zu integrieren, und zwar dann, wenn die Kinder noch Kraft dazu haben. Denn spielen ist wie arbeiten, irgendwann ist die Energie erschöpft. Dazu ist es sehr wichtig, dass wir Erwachsenen sehr klar und bestimmt zum Ausdruck bringen, dass nun Aufräumzeit ist, und nicht mit den Kindern herumdebattieren, ob das bis morgen Zeit hat. Kinder haben ausgezeichnete Antennen, und bei den geringsten Anzeichen von Unsicherheit bei uns Erwachsenen versuchen sie, der Aufgabe auszuweichen. Da hilft es nur, konsequent zu bleiben: kurze, klare und sichere Anweisungen und dabei mit dem Kind Blickkontakt halten, ansonsten schleifen sich sehr unangenehme Verhaltensweisen ein, die später mühsam korrigiert werden müssen.

Wenn mehrere Kinder miteinander gespielt haben, ist es sinnvoll, Aufgaben zu verteilen: Anton räumt alle Klötze auf, Martin sortiert die Tiere, Anna parkt die Fahrzeuge etc. Das hat den Vorteil, dass jeder weiß, was er zu tun hat, und seine Aufgabe überschaubar ist. Kinder sind oft überwältigt von der Fülle der zu erledigenden Arbeiten und glauben, es nicht schaffen zu können. Ist die Aufgabe klar strukturiert, behalten sie leichter den Überblick. Außerdem ist hier Teamwork angesagt, wer nicht mitmacht, zieht den Ärger der Mitspieler auf sich, und das ist kein angenehmes Gefühl. Ist die Arbeit erledigt und das Zimmer sieht wieder ordentlich aus, kommt Zufriedenheit auf und die Freude auf ein neues Spiel am nächsten Tag. Es ist Platz für neue Ideen.

All das sind Fähigkeiten, die schon im Kindergarten helfen, sich in der Gruppe gut zurechtzufinden, und die in der Schule vorausgesetzt werden. Kinder, die gelernt haben, Aufgaben zu Ende zu führen, auch wenn es Überwindung gekostet hat, sind in Bezug auf Hausaufgaben deutlich belastbarer als Kinder, denen alles nachgesehen und nachgetragen wird.

Kleine Gedächtnisspiele

Sie kennen diese Situationen: Sie sitzen mit Ihren Kindern im Restaurant, im Wartezimmer, im Auto oder Flugzeug, und ständig kommen Fragen wie: »Wie lange dauert es noch? Wann sind wir endlich da? Wann kommt das Essen?« Diese Wartezeiten können Sie mit ein paar einfachen Spielen prima verkürzen und gleichzeitig Gehirntraining machen. Denn diese Spiele fördern das Kurz- und das Langzeitgedächtnis, das visuelle Erinnerungsvermögen, das auditive Kurzzeitgedächtnis, die Sprache und das Zuhören. Sie trainieren allgemein die Zusammenarbeit der verschiedenen Gehirnfunktionen. Das macht nicht nur Ihnen und Ihren Kindern Spaß, es verkürzt die Wartezeit und trainiert auch noch das Gehirn.

Brainstorming

Auch dieses Spiel funktioniert wie »Stadt, Land, Fluss«, aber man einigt sich zuvor auf ein Thema, zum Beispiel »Tiere«: Ein Mitspieler sagt laut »A« und geht dann leise das Alphabet durch. Ein anderer Mitspieler sagt nach ein paar Sekunden: »Stopp.« Der erste Mitspieler lässt verlauten, bei welchem Buchstaben er angelangt ist, zum Beispiel »P«. Jetzt darf jeder aufzählen, welches Tier mit dem Anfangsbuchstaben »P« ihm gerade in den Sinn kommt: Papagei, Panther, Puma, Pinguin, Pferd, Polarbär, Pute, Pony …

Die Themen können beliebig gewechselt werden, und je älter die Kinder sind, desto anspruchsvollere Themen können gewählt werden: berühmte Persönlichkeiten, englische Vokabeln oder Länder. So kann Wissen mit Spaß gefestigt werden.

Ja/Nein-Fragespiel

Spieler A denkt sich etwas Beliebiges aus, das alle kennen, zum Beispiel einen Elefanten. Spieler B stellt Spieler A Fragen, die jener nur mit »Ja« oder »Nein« beantworten darf, wie: »Ist es ein Säugetier?« » Ja.« »Lebt es in Europa?« »Nein.« Nach dem ersten »Nein« ist Spieler C an der Reihe: »Lebt es auf einem heißen Kontinent?« »Ja.« »Ist es Vegetarier?« »Ja.« »Lebt es in großen Herden?« »Ja.« »Ist es sehr groß?« Das geht so lange weiter, bis die Lösung gefunden ist. Derjenige, der sie erraten hat, darf sich den nächsten Begriff ausdenken. Ältere Kinder lieben es, berühmte Persönlichkeiten oder Berufe zu erraten. Sehr lustig kann es auch sein, Verwandte oder Freunde zu erraten.

Koffer packen

Dieses alte Spiel kennt fast jeder. Spieler A sagt: »Ich packe meinen Koffer und nehme eine Regenjacke mit.« Spieler B wiederholt den Anfang und ergänzt: »Ich packe meinen Koffer und nehme eine Regenjacke und ein Paar Gummistiefel mit.« Es geht reihum, jeder Mitspieler fügt etwas hinzu. Wie viele Dinge können die Mitspieler sich merken? Das Spiel kann auch auf Themen bezogen gespielt werden, zum Beispiel: »Ich gehe auf eine Polartour und nehme einen Eispickel mit.« Es wird alles aufgezählt, was man da brauchen könnte: Schneeschuhe, Handschuhe, einen warmen Schal …

Im Land, wo alles möglich ist

Bei diesem Wort- und Fantasiespiel darf jeder seinen Ideen freien Lauf lassen: Im Land, wo alles möglich ist, gibt es: Affen, die Karten spielen, Hunde, die Rollerblades fahren, Lehrer, die keine Hausaufgaben aufgeben, Fische, die Regenschirme tragen, Sterne, die Gutenachtküsse verteilen, Autos, die über den Stau fliegen können … Hier kann jeder seine Fantasie zum Einsatz bringen – und für Erwachsene ist es oft erstaunlich zu hören, was in den Kinderköpfen alles möglich ist.

Ein Fingerspiel für die kleinen Geschwister

Zur Anregung des Sprachgehirns, für die Feinmotorik, für die Koordination der linken und der rechten Gehirnhälfte und dadurch beider Körperseiten, Augen und Hände hilft dieses Spiel:

Auf die Spitzen der Mittelfinger malt Ihr Kind jeweils einen Katzenkopf. Die anderen vier Finger stellen die Beine der Katze dar. Während nachfolgende Reime aufgesagt werden, lässt Ihr Kind die Finger beider Hände entsprechend »tanzen«:

Ich habe zwei süße kleine Katzen,
die beiden haben zweifarbige Tatzen,
die eine ist schwarz, die andere ist weiß,
und alle zusammen schleichen sie leis.
Miau, miau, miau!

Zwickt sie der Hunger, sind beide nicht faul,
sie rasen zum Fressnapf mit großem Gejaul.
Und gibt es gar Krabben, ganz dicke und fette,
dann futtern die beiden sogleich um die Wette.
Miau, miau, miau!

Nach dem Essen hört man sie kaum,
still liegen sie auf dem Katzenbaum.
Sie sind ganz müde, die Äuglein sind zu,
du meine Güte, jetzt ist endlich Ruh.
Miau, miau, miau!

Wenn sie dann wieder aufgewacht,
springen sie durchs Zimmer bis um halb acht
stundenlang spielen, jagen, fangen
Hilfe! Ich muss um mein Porzellan bangen.
Miau, miau, miau!

Nach dem Toben kommen sie dann,
auf dem Sofa ganz nah an mich ran.
Felix hüpft auf meinen Arm,
denn er hat es gerne warm.
Oskar kommt auf meinen Schoß,

dann geht das Geschnurre los.
Miau, miau, miau!

Nachts um elf ist wieder Ruhe,
liegen sie müde auf der Truhe,
schlafen süß, wie könnt es sonst sein,
bis zum Morgen ganz tief und fest ein.
Miau, miau, miau!

Tipps für einen aufbauenden Umgang mit Ihrem Kind

! Finden Sie das Schöne in Ihrem Kind. Sprechen Sie mit ihm darüber. Loben Sie es dafür. Stärken Sie es immer wieder in seinem So-Sein. Machen Sie Ihrem Kind klar: Egal, was du tust, wir lieben dich. Zeigen Sie ihm: Wir mögen manchmal dein Verhalten nicht, aber dich mögen wir immer.

! Kein Mensch denkt in der gleichen Art wie ein anderer. Genauso wenig denkt Ihr Kind in derselben Art und Weise wie Sie. Was für Sie richtig ist, muss für Ihr Kind nicht passend sein. Ihr Kind ist ein eigenständiger Mensch mit anderen Wünschen und Träumen als Sie.

! Lernen Sie von Ihrem Kind genauso, wie Ihr Kind von Ihnen lernt. Betrachten Sie Ihre Welt einmal durch Kinderaugen. Entdecken Sie die Vielfalt, das Bunte und Spannende darin.

! Bringen Sie Ihrem Kind das, was es lernen soll, so spielerisch wie möglich bei.

! Nehmen Sie das Leben mit Ihrem Kind, wann immer es Ihnen möglich ist, mit einer Portion Leichtigkeit. Fragen Sie sich: Ist das, was ich an meinem Kind auszusetzen habe, in einem Jahr noch wichtig? Würde ich mir in fünf oder in zehn Jahren noch Gedanken darüber machen?

! Wenn Ihr Kind Fehler macht oder sich negativ verhält, weil es momentan blockiert ist, fühlt es sich selbst nicht wohl in seiner Haut. Dennoch ist es das bestmögliche Verhalten, zu dem es in dieser Situation in der Lage ist. Gehen Sie davon aus, dass es nicht absichtlich schlecht in der Schule ist oder gerne Fehler macht. Denn es ist bemüht, in jeder Situation sein Bestes zu geben.

Was können Eltern für sich selbst tun?

Entspannungsphasen einplanen

Zugegeben: Es ist manchmal ziemlich anstrengend, Kinder großzuziehen. Im Durchschnitt hat eine deutsche Familie 1,3 Kinder. Familien mit mehr als zwei Kindern sind selten geworden. Der finanzielle Aufwand, gerechnet für eine Ausbildung mit Hochschulabschluss, beträgt ungefähr 300 000 €. Dadurch ist es in den meisten Familien nötig, dass beide Eltern verdienen. Für viele Mütter bedeutet das eine Doppelbelastung. Heutzutage ist es selbstverständlich, Väter auf Spielplätzen, in Wartezimmern oder auf Elternabenden anzutreffen. Dennoch sind es in erster Linie immer noch die Mütter, die den größten Teil der Erziehungsarbeit leisten. Es ist zuweilen ein logistisches Meisterwerk, das eine Mutter täglich absolviert: Kinder zur Schule oder zum Kindergarten bringen, den ganzen Vormittag konzentriert bei der Arbeit sitzen, sich mit Kollegen zwischen Tür und Angel auseinandersetzen, Sonderwünsche des Chefs erledigen, noch schnell etwas einkaufen, das Mittagessen zubereiten, den Nachmittag organisieren, bei den Hausaufgaben helfen, falls nötig, Kinder zu ihren verschiedenen Aktivitäten fahren und wieder abholen, zwischendurch Hausarbeiten erledigen, Abendessen zubereiten. Am Abend gibt es oft noch mehr zu tun, als nur die Hausarbeiten zu erledigen. Kein Wunder, wenn manche Mütter sich zuweilen völlig erschöpft fühlen und ihre Nerven angespannt sind. Müttern, die ständig am Ende ihrer Kraft sind, fällt es schwer, die Entwicklung ihrer Kinder mit Freude zu begleiten. Jeder Tag ist eine Last, die Freude am Leben minimiert sich immer mehr, und schließlich funktionieren sie nur noch.

Das muss nicht sein: Nehmen Sie sich jeden Tag ein wenig Zeit für sich! Gönnen Sie sich ganz bewusst mehrmals am Tag eine Auszeit, in der Sie ein paar Minuten entspannen können. Mit jeder kleinen Pause tun Sie etwas für sich, für Ihre Gesundheit und letztlich auch für Ihre Familie. Niemand ist in der Lage, unendlich auf Hochtouren zu laufen, ohne dabei irgendwann Schaden zu nehmen. Es ist völlig in Ordnung, auch als Mutter und Partnerin Zeit für sich zu beanspruchen. In Ihrem Leben sind Sie der wichtigste Mensch, und es ist Ihre Verantwortung, dafür zu sorgen, dass es Ihnen gut geht. Darum lieber mehrmals am Tag innehalten, durchatmen, genießen.

- Weniger sich ärgern
- weniger zweifeln
- weniger sich den Kopf zerbrechen.
- Mehr lieben
- mehr lachen
- mehr leben
- und leben lassen.

Glücksmomente sammeln und Energie tanken

Die Kunst besteht darin, kleine Entspannungsphasen so in unseren Alltag einfließen zu lassen, dass sie zu geliebten Gewohnheiten werden, auf die wir nicht mehr verzichten möchten. Das Problem mit der Zeit benutzen wir alle gerne als Ausrede. Aber – Hand aufs Herz – ein bisschen Zeit bleibt immer, wenn wir das wirklich wollen. Während des Tages bieten sich immer wieder Gelegenheiten, kleine Pausen ganz bewusst als solche wahrzunehmen und innezuhalten: Gedanken loslassen, Gefühle wahrnehmen, sich ganz seinen Sinnen widmen …

Wenn Sie die nachfolgenden Entspannungsvorschläge konsequent durchführen, werden Sie nach kurzer Zeit feststellen, dass es Ihnen besser geht und Sie viel mehr Energie zur Verfügung haben.

- mitten am Tag eine Tasse Tee genießen
- die Sonnenstrahlen auf dem Gesicht spüren
- durch die Wohnung tanzen
- den Wind in den Bäumen betrachten
- unter einer warmen Dusche eine Bürstenmassage genießen
- die Füße mit einer anregenden Massage verwöhnen
- genussvoll eine leckere Frucht verspeisen
- ein geliebtes Musikstück hören
- mit der Katze schmusen

Genießen Sie solche Momente, sooft Sie es sich erlauben können. Indem Sie ganz bewusst für einen Moment innehalten, Ihre Gedankenflut stoppen und sich ganz Ihren Sinnen öffnen, tragen Sie sehr viel zu einem natürlichen Stressabbau bei. Je häufiger Sie trainieren, desto schneller kann Ihr Körper auf einen entspannten Zustand umschalten. Das ist wie Balsam für Körper und Seele. Der Atem wird ruhiger, Pulsschlag und Herzfrequenz werden gesenkt. Die Muskeln entspannen sich, die Energie kann zirkulieren – gute Laune macht sich breit. Beachten Sie: Ein wenig Bewegung und ein Glas Wasser erfrischen Ihren Körper wesentlich sanfter und länger anhaltend als eine Tasse Kaffee. Wenn Sie ein paar Minuten mehr zur Verfügung haben, machen Sie die eine oder andere Leichter-lernen-Übung. Denn diese helfen nicht nur Ihren Kindern bei deren Lernproblemen, sie sorgen auch dafür, dass Ihre Energie besser fließt und Ihr Körper sich entspannt. Oder probieren Sie eine der folgenden Übungen aus.

Energiespeicher aufladen

Suchen Sie Ihren Lieblingsplatz zu Hause auf, und bitten Sie darum, für fünf bis zehn Minuten in Ruhe gelassen zu werden, falls Sie nicht alleine zu Hause sind.

Stehen Sie, die Beine hüftbreit auseinander, die Knie leicht gebeugt, mit den Füßen fest auf dem Boden, so, als wollten Sie Wurzeln schlagen. Die Arme hängen locker seitlich am Körper herunter, die Ellbogen sind leicht angewinkelt. Der Blick geht in die Ferne, Ihre Aufmerksamkeit richtet sich auf Ihren Atem. Während Sie langsam und tief einatmen, heben Sie Ihre Arme langsam nach vorne und oben. Lassen Sie den Blick folgen. Strecken Sie sich dabei, so gut Sie können, aber achten Sie darauf, dass Ihre Knie und Ellbogen leicht gebeugt bleiben. Atmen Sie aus und lassen Sie Ihre Arme langsam wieder sinken. Dabei geht der Blick ebenfalls zur Erde zurück. Atmen Sie erneut ein und nehmen Sie beide Arme nach oben. Beim Ausatmen bewegen Sie nur den linken Arm an der linken Körperseite langsam nach unten, während der rechte Arm oben bleibt. Oberkörper und Kopf beugen sich ebenfalls nach links, so dass Sie eine leichte Dehnung in der rechten Körperseite spüren. Atmen Sie ein und bewegen

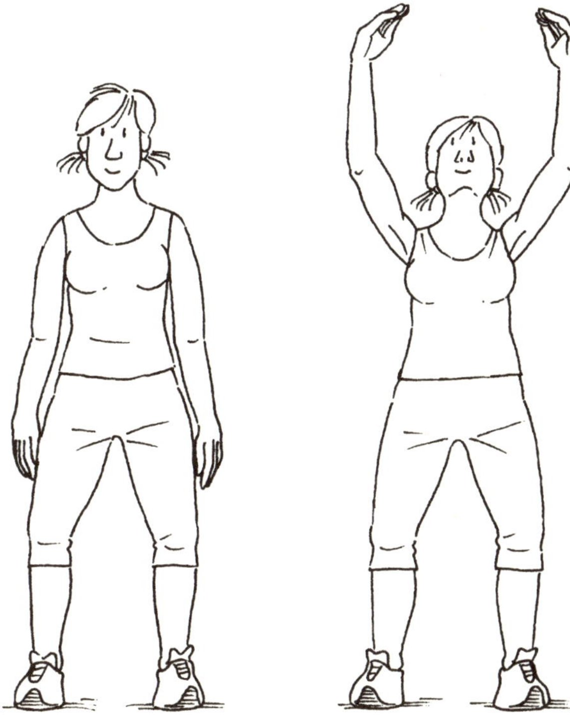

Energiespeicher

Sie den linken Arm wieder nach oben. Wiederholen Sie dasselbe mit dem rechten Arm. Atmen Sie aus und lassen Sie beide Arme sinken. Zum Abschluss nehmen Sie noch mal beide Arme beim Einatmen hoch und beim Ausatmen nach unten. Bleiben Sie entspannt stehen und atmen Sie tief ein und aus. Wiederholen Sie die Übung, sooft es Ihnen Spaß macht.

Diese Übung bringt sehr schnell viel Sauerstoff in das Gehirn, regt die Blutzirkulation an, aktiviert beide Gehirnhälften, wirkt ausgleichend und Stress reduzierend. Sie hilft, zentriert zu bleiben und aus unserer Mitte heraus zu handeln. Natürlich ist die Übung auch für Kinder geeignet.

In bestimmten Situationen, wenn Sie zum Beispiel gerade sehr aufgewühlt sind, kann die Übung gedanklich durch eine kleine Fantasiereise unterstützt werden: In Ihrer Vorstellung sind Sie ein großer, kräftiger Baum mit langen Wurzeln, die bis tief in die Erde reichen und Ihnen einen sicheren Stand geben. Um Sie herum tobt ein Unwetter. Wind und Regen fegen durch Ihre Äste und reißen an Ihren Blättern. Obwohl sich Ihre Äste heftig hin- und herbewegen, sind Ihre Beine so gut in der Erde verwurzelt, dass nichts Sie ins Wanken bringen kann. Irgendwann legt sich der Sturm, der Regen lässt nach, die Sonne schaut durch die Wolken, und Sie genießen den leichten Wind.

Stress raus – Power rein

Sie kommen abgehetzt von der Arbeit nach Hause und haben wenig Zeit, um sich auf die Ankunft der Kinder und die Nachmittagsplanung vorzubereiten? Der Vormittag war sehr anstrengend, und es gab Auseinandersetzungen mit Kollegen? Sie hatten Ärger mit Ihrem Partner und brauchen einen klaren Kopf, um die Situation zu klären? Dann ist diese Übung die Richtige für Sie. Sie entspricht im Wesentlichen der Übung »Energieregler 2« (siehe Seite 109 f.) und wurde von uns für Ihre Bedürfnisse erweitert. Nehmen Sie sich dafür 5 oder 10 Minuten Zeit.

Teil 1

Setzen Sie sich auf einen bequemen Stuhl, und lehnen Sie sich an. Kreuzen Sie nun Ihren linken Knöchel über den rechten, und rutschen Sie auf dem Stuhl etwas nach vorne, so dass Sie ein wenig Schräglage haben. Ihre Beine liegen locker auf, Ihr rechter Fuß hat Bodenkontakt. Drehen Sie nun Ihre Handflächen nach außen, verschränken Sie Ihre Hände über Kreuz, falten Sie die Hände, und legen Sie sie bequem in den Schoß. Berühren Sie mit Ihrer Zungenspitze den Gaumen hinter der oberen Zahnreihe, und atmen Sie bewusst ein und aus. Spüren Sie, wie Ihr Atem im Bauch ankommt, halten Sie ein wenig inne, und atmen Sie sehr lange aus. Lenken Sie nun die Aufmerksamkeit in Ihre Füße. In der Mitte der Fußballen befinden sich die Akupunkturpunkte Niere 1. Stellen Sie sich vor, Sie könnten dort Törchen öffnen und Ihren ganzen Ärger ablassen. Aber vorher gehen Sie zu den Gedanken, die Sie belasten, und sammeln, was dazugehört: alle beteiligten Personen, Situationen und Worte, die Sie verletzt haben. Denken Sie auch über Ihren Ärger, der entstanden ist, weil Sie unfähig waren, angemessen mit dem Problem umzugehen, nach. Spüren Sie noch einmal Ihren Zorn, Ihre Angst, Ihre Enttäuschung oder andere Gefühle, die Sie hatten. Stellen Sie sich nun vor, wie Sie alle diese belastenden Gefühle langsam durch Ihren Körper abfließen lassen und diese durch die magischen Törchen bis tief in die Erde verschwinden. Wenn Sie sicher sind, dass alles Negative in der Erde versunken ist, schließen Sie die Törchen wieder. Lösen Sie Ihre Arme und Beine, und nehmen Sie nochmals einen tiefen Atemzug.

Teil 2

Nehmen Sie auf dem Stuhl eine aufrechte Haltung ein. Ihre Füße stehen nebeneinander auf dem Boden. Die Hände berühren sich locker an allen Fingerspitzen und liegen bequem im Schoß. Der Atem fließt ruhig und tief weiter. Nun lenken Sie Ihre Aufmerksamkeit in die Mitte Ihres Kopfes. Fahren Sie mit beiden Händen über die Ohrenspitzen nach oben, so dass sich Ihre Hände am Scheitelpunkt in der Mitte des Kopfes treffen. Dort ist der Akupunkturpunkt Gouverneursgefäß 20. Stellen Sie sich vor, dass Sie auch diesen Punkt öffnen und dass wie von selbst gute Ideen, die zur Lösung Ihres Problems beitragen, in Ihren Kopf fließen.

Nachdem Sie den Stress abgebaut haben, gelingt es Ihnen viel leichter, Ihr Problem ruhig und gelassen zu lösen. Stellen Sie sich vor, wie Ihre Körperhaltung, Ihr Gesichtsausdruck, Ihre Bewegungen und Ihre Tonlage sind, wenn Sie die Situation in Ruhe angehen. Öffnen Sie sich für inspirierende Gedanken. Wenn Sie genug Ideen getankt haben, schließen Sie auch das Kopftörchen wieder und nehmen noch einen tiefen Atemzug.

Durch diese Übung stabilisieren Sie Ihr gesamtes Energiesystem. Ihr Atem wird ruhiger, Pulsfrequenz und Herzschlag normalisieren sich. Die Muskeln entspannen sich, und die Sauerstoffversorgung der Zellen wird verbessert. Das Gehirn wird wieder besser durchblutet, neue Ideen können sich etablieren.

Für diese Übung gilt ebenfalls: Je öfter Sie sich Raum dafür geben, desto schneller und besser stellt Ihr Körper auf Entspannung um.

Lachen

Wussten Sie, dass Kinder 400mal am Tag lachen oder lächeln, Erwachsene nur 15mal? Wissenschaftler haben herausgefunden, dass es keinen Unterschied macht, ob uns tatsächlich nach Lachen zumute ist oder ob wir nur so tun, als ob. Das Gehirn schüttet in beiden Fällen jede Menge Botenstoffe aus, die uns zu guter Laune verhelfen. Wenn wir lachen, werden 300 Muskeln aktiv. Schon ein altes Sprichwort sagt: »Lachen ist gesund!« Und nicht nur das – es macht Spaß und lässt Leichtigkeit entstehen. Das Problem, das uns gerade quält, ist doch gar nicht mehr so groß, wenn wir es schaffen, darüber zu lachen (selbst wenn dies ein wenig gequält sein sollte).

Sie haben im Moment gar nichts zu lachen, und es ist auch niemand da, der einen guten Witz auf Lager hat? Dann helfen Sie sich selbst: Lachen sie einfach laut: »Hahahahaha!« Am besten klappt das unbeobachtet. Dann fühlt man sich weniger gehemmt und schafft es eher, so richtig loszulachen. Manchmal geht das im Auto ganz gut, und vielleicht stecken Sie an der Ampel einen anderen Autofahrer mit Ihrem Lachen an. Leichter lacht sich's, wenn Sie sich ein Video mit einem lustigen Film ansehen oder sich bei Ihren Kindern ein paar Comics ausleihen. Das Blättern im Fotoalbum wird Sie sicher zumindest zum Schmunzeln bringen. Legen Sie sich eine Flasche Seifenblasen ins Handschuhfach. Wenn Sie mal wieder in einem Stau stehen, können ein paar bunte Blasen die Rettung vor schlechter Laune sein. Und lassen Sie mal Ihr »inneres Kind« raus: Empfangen Sie Ihre Familie an der Tür überraschend mit einer Clownsnase und -perücke, das wird bestimmt für einige Lacher auf beiden Seiten sorgen, oder machen Sie ein Spaghetti-mit-den-Fingern-Essen.

Die Zauberformel

Diese Übung haben wir dem Kinesiologen Dr. John Diamond zu verdanken. Sie ist jederzeit einsetzbar, schnell und sehr effektiv und besonders geeignet für Herausforderungen wie ein Vorstellungsgespräch, einen Vortrag oder eine Prüfung.

Führen Sie alle Finger einer Hand an den Fingerspitzen zusammen, und klopfen Sie damit leicht auf die Mitte Ihres Brustbeines. Atmen Sie tief ein und aus und sagen Sie, nach Möglichkeit laut: »Ich liebe, ich glaube, ich vertraue, ich bin offen, ich bin mutig.«

Klopfen Sie die ganze Zeit über Ihr Brustbein, während Sie den Satz mindestens dreimal wiederholen.

Mudras für Eltern und Kinder

Mudras stammen vor allem aus Indien. Wenn man Darstellungen von Göttern betrachtet, sieht man, dass diese ihre Finger oder Hände in einer bestimmten Form berühren oder halten. Auch andere Völker haben Mudras in rituellen Tänzen, zur Selbstheilung, in der Meditation oder Kampfkunst genutzt. Sogar auf christlichen Heiligenbildern findet man bestimmte Fingerstellungen.

Asiatische Heilkundige arbeiten schon seit Hunderten von Jahren mit Mudras, denn an den Fingern beginnen oder enden Energiekanäle, Meridiane genannt. Laut der Traditionellen Chinesischen Medizin ist unser gesamter Körper von einem Netzwerk von Meridianen durchzogen, durch die die lebensnotwendige Energie fließt. Durch das Berühren der Fingerspitzen oder verschiedener Punkte an den Händen regt man diese Meridiane an.

Durch das Halten der Mudras unterstützen wir unseren Körper dabei, physische und psychische Überbelastungen auf der energetischen Ebene auszugleichen. In Bezug auf Lernen bedeutet das: Mudras helfen, die Gehirnaktivität anzuregen, Energieungleichgewichte (Hyperaktivität oder Trägheit) auszugleichen, zu entspannen oder unsere Persönlichkeit zu stärken.

Mudras sind ein einfaches und praktisches Handwerkszeug, denn sie können ganz leicht jederzeit und an jedem Ort ausgeführt werden: Wir brauchen nur unsere beiden Hände dafür. Mudras sollten immer für ein paar Minuten gehalten werden oder so lange, wie es gerade möglich ist. Am besten werden sie vor der Schule oder vor den Hausaufgaben gemacht. Da die meisten Mudras relativ unauffällig zu halten sind und meist jeweils nur eine Hand dafür gebraucht wird, kann Ihr Kind sie auch während des Unterrichts, bei Prüfungen oder während des Diktats halten.

Auch hierbei ist darauf zu achten, dass die Beine nicht überkreuzt sind, sondern die Füße nebeneinander auf dem Boden stehen. Tiefes und entspanntes Ein- (in den Bauch) und Ausatmen (durch den Mund) kann die Wirkung der Mudras noch verstärken.

Hakini-Mudra

Wenn wir uns konzentrieren müssen, wenn wir uns an etwas erinnern möchten, das uns nicht mehr einfallen will, wenn wir kreativ sein oder Gelesenes behalten wollen, hilft diese Mudra:

Die Fingerspitzen beider Hände berühren sich.

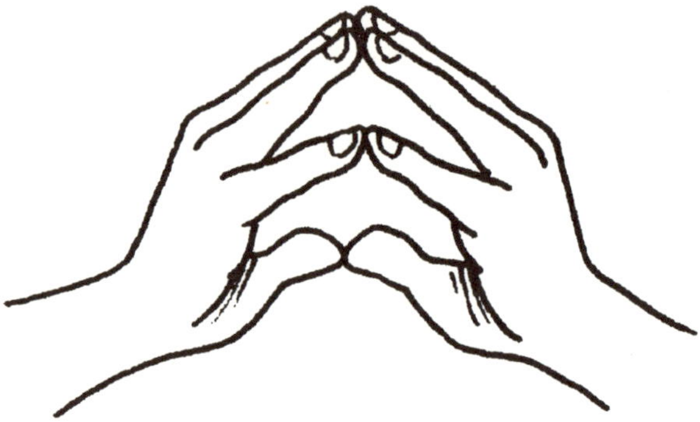

Hakini-Mudra

Pran-Mudra

Diese Mudra hilft, wenn wir nervös sind, wenn wir besser sehen wollen, wenn wir einen klaren Kopf benötigen oder mehr Durchsetzungskraft, Durchhaltewillen und Selbstbewusstsein entwickeln wollen.

Die Mudra kann mit einer, besser jedoch mit beiden Händen gehalten werden: Dazu legt man die Spitzen von kleinem Finger, Ringfinger und Daumen einer Hand aneinander. Zeige- und Mittelfinger bleiben nach Möglichkeit gestreckt.

Pran-Mudra

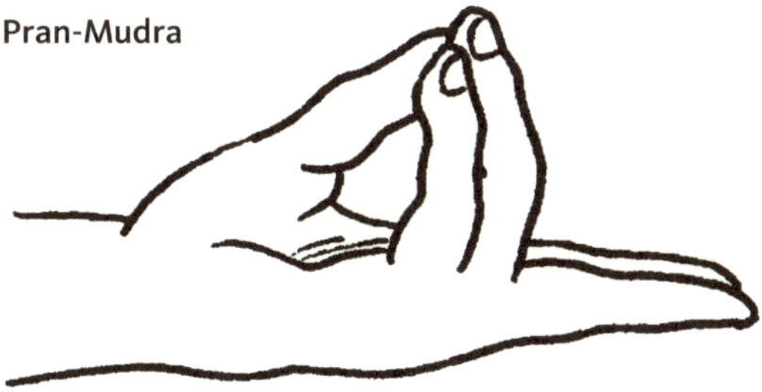

Shunya-Mudra

Diese Mudra hilft immer dann, wenn es wichtig ist, genau hinzuhören: im Unterricht, bei Vorträgen, bei einer Auseinandersetzung.

Man berührt mit dem Mittelfinger den Daumenballen, der Daumen wird auf den Mittelfinger gelegt und drückt den Mittelfinger ein wenig nach unten gegen den Ballen. Die anderen drei Finger bleiben, so gut es geht, gestreckt. Auch diese Mudra wird nach Möglichkeit mit beiden Händen gemacht.

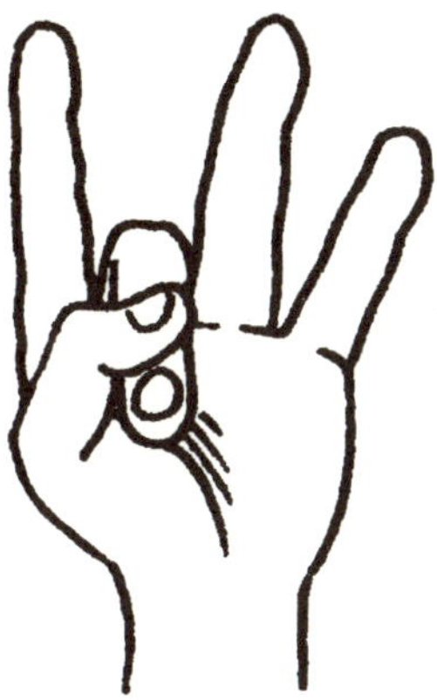

Shunya-Mudra

Prithivi-Mudra

In stressigen Zeiten ist diese Mudra unauffällig zu halten, egal, ob es darum geht, einen Test oder ein Diktat zu schreiben, einen Vortrag zu halten oder im Zahnarztstuhl zu sitzen. Sie lässt sich immer dann einsetzen, wenn es uns an innerem Halt fehlt und wir etwas mehr Sicherheit, Stabilität und Selbstvertrauen brauchen können.

Die Spitzen von Daumen und Ringfinger an einer Hand berühren sich. Die restlichen Finger bleiben gestreckt. Hat man beide Hände frei, wird die Mudra beidseitig gemacht.

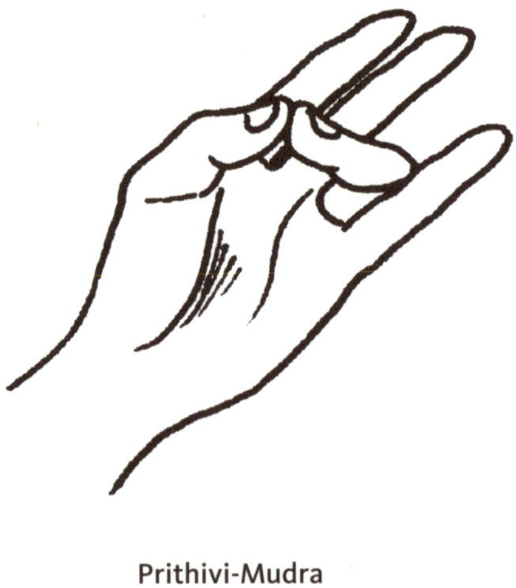

Prithivi-Mudra

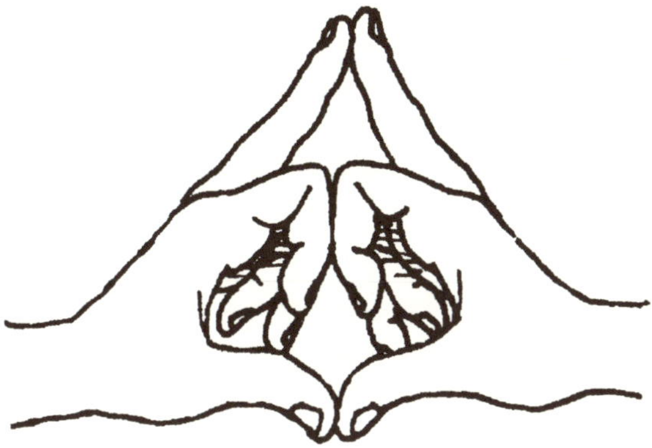

Kalesvara-Mudra

Kalesvara-Mudra

Wenn sich im Kopf das Gedankenkarussell dreht oder wenn die Emotionen überhandnehmen und ruhiges Denken nicht mehr möglich ist, hilft diese Mudra. Wir machen Sie aber auch, wenn es darum geht, Erinnerung und Konzentration zu verbessern.

Die Spitzen der Mittelfinger und Daumen berühren sich, ebenso die beiden zweiten Glieder der Zeigefinger. Ringfinger und kleiner Finger hängen locker nach unten.

Bach-Blüten

Die Wirkung der kleinen Helfer aus der Natur wurde in den 30er Jahren des letzten Jahrhunderts von Dr. Edward Bach entdeckt. Dieser englische Mediziner erkannte nach vielen Jahren intensiver Forschung, dass sich die Energieschwingung verschiedener Pflanzen positiv auf das Körper-Geist-Seele-System des Menschen auswirkt. Bach-Blüten sorgen für Ausgeglichenheit, geistigen Scharfblick, Wissbegierigkeit, Begeisterung, Mut, Feingefühl oder Verantwortungsbewusstsein, um nur einige Punkte zu nennen.

Aus der Fülle der insgesamt 38 Blüten haben wir die Essenzen ausgesucht, die besonders viel mit dem Thema Lernen und Konzentration zu tun haben.

Cherry Plum
Die Kirschpflaume könnte die richtige Bachblüte sein, wenn Ihr Kind innerlich angespannt ist, zu unkontrollierten Wutausbrüchen neigt, gewalttätig wird und einfach nicht loslassen kann. Manche Kinder reagieren auf diesen Zustand mit Stottern, Bettnässen oder Nägelkauen.

Chestnut Bud
Die Knospe der Rosskastanie passt vielleicht, wenn Ihr Kind immer wieder die gleichen Fehler macht, weil es aus seinen Erfahrungen einfach nicht lernt. Kinder, die diese Bachblüte brauchen, sind häufig zerstreut und unaufmerksam: Sie lassen überall ihre Handschuhe liegen, verlieren vieles, vergessen ständig ihr Pausenbrot, schreiben dieselben Worte immer wieder falsch, können sich nicht konzentrieren.

Clematis

Die Weiße Waldrebe könnte angebracht sein, wenn Ihr Kind ein sensibler Tagträumer ist, der sich gerne alleine in seinem Luftschloss aufhält. Es ist fantasievoll und kreativ, hat aber Schwierigkeiten mit praktischen Tätigkeiten, ist vergesslich, wirkt wie weggetreten und scheint unmotiviert, wenn es um Schule und Lernen geht.

Elm

Die Ulme könnte Ihr Kind brauchen, wenn es mutlos und voller Selbstzweifel ist oder sich von seinen Aufgaben überfordert fühlt.

Gentian

Herbstenzian könnte helfen, wenn Ihr Kind zu wenig Willenskraft und Ausdauer hat, wenn es pessimistisch ist und erwartet, in der nächsten Arbeit wieder eine Fünf zu schreiben. Von Rückschlägen lässt es sich schnell entmutigen, und weil es ihm an Vertrauen fehlt, gibt es zu schnell auf.

Honeysuckle

Geißblatt ist die Bachblüte für Kinder, die zu sehr in der Vergangenheit leben und negative Erfahrungen einfach nicht loslassen können. Diese Kinder mögen keine Veränderungen und haben Schwierigkeiten, vom Kindergarten oder von der Grundschule in eine weiterführende Schule zu wechseln.

Hornbeam

Die Hainbuche könnte Ihr Kind brauchen, wenn es sich oft schlapp fühlt, morgens unausgeschlafen und schlecht gelaunt in die Schule trottet und nachmittags müde und ohne Antrieb vor den Hausaufgaben sitzt.

Impatiens
Drüsentragendes Springkraut kann passen, wenn Ihr Kind ein Zappelphilipp ist und wenn es aus Ungeduld zu schnelle Entscheidungen trifft oder viele Flüchtigkeitsfehler macht.

Larch
Die Lärche könnte helfen, wenn Ihr Kind Minderwertigkeitsgefühle hat und sich nichts zutraut, weil es Angst hat, sich zu blamieren. Diese Kinder erwarten Fehlschläge, weil sie von ihrer Unfähigkeit, erfolgreich zu sein, überzeugt sind.

Olive
Die Olive könnte angebracht sein, wenn Ihr Kind sehr erschöpft ist, wenn es ihm an Ausdauer und Motivation fehlt, zum Beispiel nach einer langen Krankheit oder nach einer lang andauernden Überforderung.

Scleranthus
Der Einjährige Knäuel könnte die richtige Blüte sein, wenn Ihr Kind launisch und unausgeglichen ist und von einem Extrem ins andere schwankt. Das wirkt sich in seiner Stimmung aus – himmelhochjauchzend, zu Tode betrübt –, aber auch körperlich – Verstopfung/Durchfall oder Fieber/Untertemperatur. Diese Kinder können sich nicht auf eine Sache konzentrieren und wirken oft schusselig.

Walnut
Die Walnuss könnte Ihrem Kind helfen, wenn es Schwierigkeiten hat, sich neuen Situationen anzupassen, wie beim Wechsel vom Kindergarten in die Schule, bei Schulwechsel, Trennung der Eltern oder einem Umzug.

Die insgesamt 38 Bach-Blüten sind nicht verschreibungspflichtig und können in der Apotheke einzeln oder als ganzes Set bei einem Anbieter im Internet bezogen werden. Natürlich können Sie sich diese auch von Fachleuten verschreiben lassen, Sie können sich nach Ihren eigenen Vorstellungen in der Apotheke eine Mischung anfertigen lassen oder den kompletten Satz aller Blüten kaufen. Die Blüten kann man einnehmen, auf Schläfen, Puls, Hand- und Fußflächen einreiben, darin baden, eine Sprühflasche damit füllen und Körper, Kleidung oder Wohnung einsprühen. Sollten Sie über Bach-Blüten noch nicht viel wissen, empfehlen wir eines der Bücher im Anhang.

Anhang

Literaturhinweise

Von Helga Baureis sind folgende Bücher lieferbar:
- *Du wirst ja immer jünger! Die besten Tipps für die schönsten Jahre.* Oesch, Zürich 2007.
- *Fit von neun bis fünf: Energie- und Konzentrationstipps für den Büroalltag.* Orell Füssli, Zürich 2009.
- *Küss die Liebe wach. So holen Sie Ihre Beziehung aus dem Dornröschenschlaf.* Oesch, Zürich 2009.
- *Spielend leicht lernen mit Ines und Oli.* Aurum, Braunschweig 1996.
- *Wow, hast du abgenommen! Die besten Tipps für eine klasse Figur.* Oesch, Zürich 2008.
- *Yin und Yang in Harmonie. Praktische Methoden zur Stärkung der zwölf Hauptmeridiane.* Aurum, Braunschweig 1999.

Die Autorinnen empfehlen außerdem folgende Bücher:

Diamond, John: *Der Körper lügt nicht. Eine neue Methode, die Ihr Leben verändern wird.* VAK, Freiburg 2006.

Hoffmann, Marion: *Muckis und Köpfchen. Kinesiologische Übungen und Tipps für gestresste Kids.* Oesch, Zürich 2007.

Keding, Christa Dr. med.: *Die wundersame Welt des Muskeltests. Glaubwürdigkeit, Chancen, Herausforderungen.* Oesch, Zürich 2008.

Keding, Christa Dr. med.: *Gesund durch analytische Kinesiologie. Der Muskeltest als Brücke zu ganzheitlicher Heilung.* Jopp/Oesch, Zürich 2007.

Keding, Christa Dr. med.: *Gesund durch psychologische Kinesiologie. Die Kraft der Psyche als Tür zur Heilung.* Jopp/Oesch, Zürich 2007.

Krebs, Charles T./Brown, Jenny: *Lernsprünge. Eine bahnbrechende Methode zur Integration des Gehirns.* VAK, Freiburg 2010.

Matthews, Andrew: *So geht's dir gut.* VAK, Freiburg 2010.

Rosenbach, Victoria Dr. med.: *Kinesiologie für Mutter und Kind. Ganzheitliche Hilfe während Schwangerschaft, Geburt und der ersten Lebensjahre.* Oesch, Zürich 2008.

Trepel, Martin: *Neuroanatomie. Struktur und Funktion.* Urban & Fischer, München 2008.

Vester, Frederic: *Denken, Lernen, Vergessen. Was geht in unserem Kopf vor, wie lernt das Gehirn, und wann lässt es uns im Stich?* dtv, München 1998.

Adressen, die weiterhelfen

www.HelgaBaureis.de
Claudia.Wagenmann@freenet.de

Institut für Angewandte Kinesiologie
Eschbachstr. 5
79199 Kirchzarten
info@iak-freiburg.de
www.iak-freiburg.de

Deutsche Gesellschaft für Angewandte Kinesiologie e.V.
Dietenbacherstr. 22
79199 Kirchzarten
www.dgak.de

www.kinesiologen.de

KineSuisse
Leimenstrasse 13
4051 Basel
Tel. +41 (0)61 971 75 16
verband@kineSuisse.ch
www.kinesuisse.ch

Österreichischer Berufsverband für Kinesiologie ÖBK
Kegelgasse 40/1/45
1030 Wien
www.kinesiologie-oebk.at

Danksagung

Ich bedanke mich bei meinem Mann Andreas Siber (für deine Geduld, dein Verständnis und deine Unterstützung), bei meinen Kindern Valentin, Max und Marlon (für alles, was ich durch euch gelernt habe), bei meinen Lehrern Charles T. Krebs, Hugo Tobar und Alfred Schatz (für die wundervolle Arbeit, die ihr leistet), bei Katharina Brockmann (für deine Unterstützung zum Thema Gehirn), bei Monika Ruhe (für dein geduldiges Ohr und deine hilfreichen Hände), bei Nina Siber (für das Foto), bei Ida Zintel (für die Idee zum Spiel »Im Land, wo alles möglich ist«), bei Tizian Erlemann (für das Bild vom Gehirnhaus), bei Klaus Rentdorff (für deine kritischen Anmerkungen), bei Helga Baureis (für dein Vertrauen).

Claudia Wagenmann

Ich bedanke mich bei meinem Freund Sudhir Mitter (für das Korrekturlesen), bei meinem Sohn Stephen (ohne dich hätte ich die Kinesiologie nicht kennengelernt), bei Claudia Wagenmann (für deine Geduld).

Helga Baureis

Gemeinsam bedanken wir uns bei Swantje Steinbrink (für Ihre Tätigkeit als unsere Buchagentin), Tina Cetto (für das Korrekturlesen und die Ernährungstipps) und Steffen Butz (für deine witzigen Illustrationen).

Register

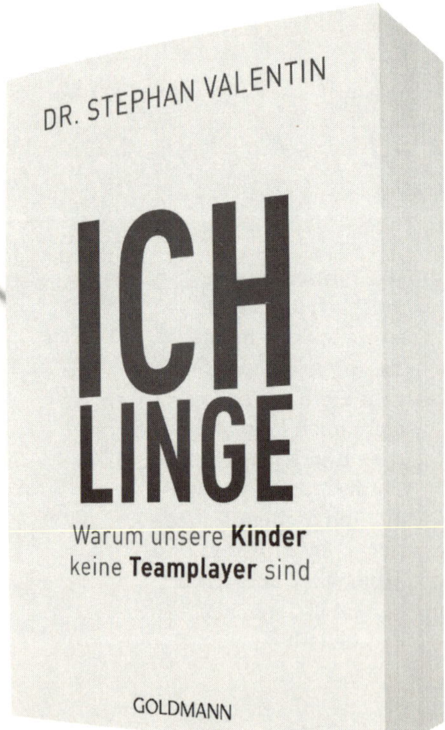

DR. STEPHAN VALENTIN
ICH LINGE
Warum unsere Kinder keine Teamplayer sind
GOLDMANN

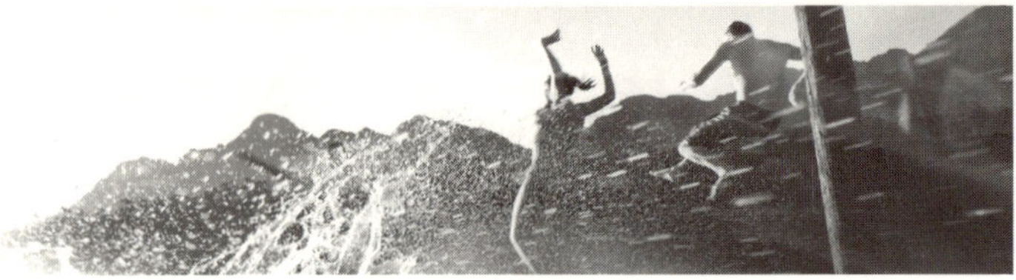